*»Die Natur findet von allein ihren Weg.
Sie braucht keine Überlegung,
sie hat auch keine Anweisung erhalten
und weiß doch, das Nötigste zu tun.«*

Hippokrates

Maria E. Lange-Ernst

Heilpflanzensäfte

Natur in konzentrierter Form für Gesundheit und Wohlbefinden

Herausgeber:
Verlag LAG, Lust auf Gesundheit e.V., München

Fotos:
Lavendel Foto, Gerhard Höfer, Hamburg
Dipl.-Biol. Margot Spohn, Uhingen-Holzhausen
Schoenenberger Firmengruppe, Magstadt
Salus-Haus, Bruckmühl
Druck: Bosch-Druck, Landshut-Ergolding
Papier: Praximatt, 135 g
Printed in Germany
1. Auflage 20.000

ISBN 3-980 4357-2-5

Betrachtungen rund um den Medizinbetrieb

Die Seuchen von gestern sind die Volkskrankheiten von heute

Wir Deutsche sind durchaus nicht gesund oder anders und drastischer ausgedrückt: Wir sind ein Volk von Kranken, wenn wir dem Statistischen Jahrbuch Glauben schenken.

Jeder Zehnte hierzulande gilt amtlich bescheinigt und bestätigt als schwerbehindert, jeder Fünfte ist psychisch krank und nahezu jeder Dritte Allergiker. Jeweils mehr als 10 Millionen Mitbürgerinnen und Mitbürger leiden an überhöhtem Blutdruck, Rheuma oder Rückenbeschwerden, und laut Deutscher Rheumaliga sind davon mindestens 3 Millionen Patienten von chronischen Schmerzen geplagt, so daß eine unablässige medizinische Behandlung erforderlich ist. 5 Millionen Bundesbürger sind Träger von Gallensteinen, 4 Millionen haben Leberschäden, 3 Millionen chronische Bronchitis und mehr als 1 Million leidet an bösartigen Geschwulsterkrankungen. 15 Millionen Frauen und Männer sind übergewichtig und mehr als 3 Millionen müssen krankheitsbedingt Diät einhalten. 4 Millionen leben mit dem schleichenden Risiko einer Thrombose, das heißt, sie sind venenkrank. Eine weitere halbe Million Mitbürger leidet an Muskel- und mehr als 2 Millionen an Knochenschwund. Hinzu kommen mehrere Millionen Suchtkranke und Eßgestörte, darunter nach Angaben der Deutschen Hauptstelle gegen die Suchtgefahren etwa 3 Millionen behandlungsbedürftige Alkoholkranke. Damit ist die Aufzählung der Zivilisationserkrankungen hierzulande noch längst nicht vollständig, wenn wir an Stoffwechselleiden wie Diabetes, Magen-Darm-Erkrankungen, Verstopfung oder Herzbeschwerden denken. Von AIDS bis Zahnschmerzen reicht die Mängelliste mit zuweilen beträchtlichen Zuwächsen. Außerdem liegt ständig eine halbe Million Menschen in unseren Krankenhäusern.

Auch in den Jahrhunderten zuvor grassierten Krankheiten, aber sie zeigten ein ganz anderes Gesicht. Damals lebten die Menschen unserer Hemisphäre im Zeitalter der Pestilenz und des Hungers. Cholera, Typhus, Pocken und die Pest verbreiteten sich nahezu ungehemmt und rafften die Erkrankten dahin. Dem gefürchteten Schwarzen Tod – der Beulenpest – fiel im 14. Jahrhundert etwa ein Drittel der europäischen Bevölkerung zum Opfer. Und an der Tuberkulose – dem Weißen Tod – starben etwa 20 Prozent der Menschen. Nüchterne Zahlen untermauern am Bild der Tbc ein Stück Medizingeschichte: Im Jahre 1982 lag die Zahl der an Tuberkulose Verstorbenen gegenüber 1882 unter 1 Prozent.

Masern, Keuchhusten, Diphtherie, Mumps und andere Infektions- beziehungsweise Kinderkrankheiten konnten mit Hilfe vorsorgender Impfmaßnahmen in Grenzen gehalten werden. Mit der Forschungsarbeit von Louis Pasteur (1822 - 1895), Alois Pollender (1800 - 1879) und Robert Koch (1843 - 1910) begann eine bedeutsame Wende, das Zeitalter der Bakteriologie. Die Erreger gefährlicher Seuchen wurden innerhalb weniger Jahrzehnte entdeckt, und die Erfindung und Anwendung der Antibiotika verhütete Epidemien. Außerdem ging durch die Beseitigung des Kindbett-, Wund- und Infektionsfiebers die Mütter- und Säuglingssterblichkeit stetig zurück.

Ein neugeborener Junge kann heute eine statistisch berechnete Lebensspanne von 73,1 und ein kleines

Mädchen sogar von knapp 79,5 Jahren erwarten. Nach dieser Lesart sind die moderne Medizin auf der einen und die Industrialisierung durch die Verbesserung der Wohnverhältnisse, Hygiene und eine reichhaltigere Ernährung auf der anderen Seite in Gemeinsamkeit für diesen Quantensprung der Lebenserwartung verantwortlich. Durch den wachsenden Wohlstand vollzog sich vor unser aller Augen ein Wandel, der ganz anderen und neuen Erkrankungen den Zugriff auf die Gesundheit ermöglichte.

- Hausgemachte Krankheiten und umweltbedingte Leiden von A wie Atemwegserkrankungen bis Z wie Zirrhose sind an die Stelle der infektionsbedingten Schrecken und Seuchen getreten.

Wir sprechen heute mit Fug und Recht von modernen Volkskrankheiten, deren zumeist chronischen Verläufe uns dank der hervorragenden medizinischen Versorgung zwar länger leben, aber – um ehrlich zu sein – lediglich langsamer sterben lassen.

Etwa 80 Prozent aller chronisch-degenerativen Leiden unserer Zeit liegt ursächlich ein falscher Lebensstil zugrunde. Wir leben heute nicht länger, weil die Menschen vitaler und gesünder sind, wir können lediglich mit einem enormen Kostenaufwand die hausgemachten Erkrankungen in Schach halten und erreichen deshalb ein hohes Alter.

Mit dieser Entwicklung wuchsen die Kosten des Gesundheitswesens, das viel eher als ein molochähnlicher Reparaturbetrieb eingestuft werden muß, stetig an.

Im Jahre 1970 betrugen diese Aufwendungen 70,2 Milliarden DM, 1981 mußten schon 200 Milliarden aufgebracht werden, und 1988 schwoll diese Summe auf 277 Milliarden DM an. Mittlerweile zahlt die Solidargemeinschaft – ganz gleich, ob gesund oder krank – pro Jahr 360 Milliarden DM für die Erhaltung des höchsten Gutes. Davon entfallen allein 103 Milliarden auf die Behandlung ernährungsabhängiger Folgeschäden, also typisch hausgemachter Krankheiten (Berechnung 1995).

Trotz dieser Unsummen und der Verdoppelung der Arztpraxen in den vergangenen 25 Jahren – einschließlich des dichten Netzes von Experten für fast jedes Organ sowie hochmoderner Krankenhäuser – ist die bundesdeutsche Bevölkerung nicht gesünder geworden. Allerdings glauben viele, daß dieser »kollektive Marsch in die Krankheit« nur eine Illusion sei. Und je nach Betrachtungsweise haben die Zweifler sogar recht. Die große Zahl von Herz-Kreislauf- und Krebspatienten beruht zumindest teilweise auf immer perfekteren Diagnoseverfahren der High-Tech-Medizin. So machen zum Beispiel EKG-Geräte und Computertomographen zahlreiche Menschen zu Patienten, die noch vor 20 bis 30 Jahren in keiner Krankheitsstatistik aufgetaucht wären. Und – sollte dieser Trend anhalten – vermutet der Arzt Friedhelm Storch im »SPIEGEL« »... wird ein Mensch, der bei einer heutigen Routineuntersuchung aufgrund von 15 Untersuchungsbefunden als gesund durchgeht, in 20 Jahren zu einem Kranken oder zumindest Kontrollbedürftigen.«

Karsten Villmar, Präsident der Bundesärztekammer und des Deutschen Ärztetages, setzt sogar noch eins drauf und sagt: »Je besser eine medizinische Versorgung ist, um so mehr Behandlungsbedürftige wird es geben.«

Die Kostenträger, im Trend der Zeit zuweilen sogar »Gesundheitskasse« benannt – anerkennen und erstatten Behandlungskosten letztendlich nur dann, wenn tatsächlich eine Erkrankung vorliegt. Der direkte Weg, an die Segnungen, sprich Tresore des Gesundheitsbetriebes zu kommen, läuft einzig und allein über die ärztliche Bestätigung: krank. Deshalb ist diese Bezeichnung auch heiß begehrt, denn wer sich schlicht gesund fühlt oder seine banalen Alltagsbeschwerden mit Hilfe der Selbstmedikation eigenverantwortlich kuriert, erhält nichts.

Gesundheit an sich, die wir uns alle so sehnlich wünschen, hat vor diesem Hintergrund überhaupt keinen Wert und wird erst dann zum kostbaren Gut, wenn sie durch Krankheit zeitweilig verlorengeht und mit Hilfe ärztlicher Bemühungen wiederhergestellt werden soll.

Das Verständnis von Gesundheit und Krankheit hat sich hierzulande sehr eigenwillig den gesetzlichen Gegebenheiten angepaßt. Nach einer unlängst veröffentlichten Erhebung verbinden deutsche Kinder mit der Frage nach Gesundheit nur: »Krankenhaus, Arzt, Tabletten, Medizin«. Asiatische Kinder dagegen antworten: »Fröhlichkeit, Familie, gutes Essen«.

Der Medizinbetrieb des 20. Jahrhunderts wurde in Deutschland zum wohltätigen »Weihnachtsmann«, der seine »Geschenke« großzügig und anscheinend kostenlos verteilt. Unversehens rückte die Gesundheit in eine direkte Abhängigkeit vom »Reparatursystem«, und die Anspruchshaltung der Teilnahmeberechtigten wuchs ganz selbstverständlich mit. Das Deutsche Gesundheitswesen – als das beste der Welt gerühmt – ließ an seiner Qualität und Qualifikation keinen Zweifel aufkommen. Wer heute erklärt, gesund zu sein, »... ist entweder amerikanischer Präsidentschaftskandidat oder war lange nicht beim Arzt ...« schreibt Walter Krämer in seinem Buch »Wir kurieren uns zu Tode«. Der Professor für Wirtschafts- und Sozialstatistik an der Universität Dortmund fügt erklärend hinzu: »Die feine Diagnostik im Verein mit unserer Überempfindlichkeit erklären die Lazarettluft hierzulande nicht allein. Wenn niedergelassene Ärzte sich heute brüsten, daß kein Patient über 40 ihre Praxis ohne positiven

Befund verläßt, so liegt das nicht nur an den besseren Diagnosemöglichkeiten.«

Wächst die Zahl der Kranken und Behandlungsbedürftigen, steigt auch parallel dazu das Angebot an gesundmachenden Gütern. Nach dem marktwirtschaftlichen Prinzip von Angebot und Nachfrage bestimmen merkantile Interessen häufig die Auslegung des Krankheitsbegriffs. Wenn wir über den nationalen Gartenzaun hinwegschauen, ändert sich dieses Bild bei unseren europäischen Nachbarn auch nicht. Der bekannte Schweizer Mediziner, Professor Meinrad Schär, erklärte schon vor Jahren: »Mit einem immer größeren Aufwand an Personal, Materialien, Spitälern, Ärzten, technischen Einrichtungen und Heilmitteln ist es uns lediglich gelungen, den Gesundheitszustand des Volkes auf dem Niveau des Jahres 1960 zu halten. Große Fortschritte haben wir trotz des ausgegebenen Heidengeldes nicht gemacht.«

Der Wahrheitsgehalt dieser deprimierenden Aussage ist unstrittig, hat jedoch einen erklärbaren Hintergrund. Starben viele jüngere Menschen noch vor 100 Jahren in der Blüte ihres Lebens an Seuchen und Epidemien, bleiben sie heute bis zum Ende ihrer Tage und bei vergleichbar hohem Lebensalter in der Abhängigkeit des hochtechnisierten Medizinbetriebs, das heißt quasi wie an eine lebensrettende Nabelschnur gebunden.

Die durchschnittliche Lebensdauer betrug gemäß einer Statistik aus dem »Corespondenzblatt für Schweizer Ärzte« aus dem Jahre 1891 damals lediglich 38 Jahre. Ein Viertel der Menschheit starb noch vor Erreichen des siebten, die Hälfte vor dem siebzehnten Lebensjahr.

Während uns heute die medizinisch-technischen Möglichkeiten sehr viel länger leben lassen, weil die Ärzte immer mehr gegen lebensbedrohliche Krankheiten tun können, geht der Gesundheitszustand des einzelnen Menschen stetig zurück. Und bei wachsender Lebenserwartung werden sowohl die Krankenlisten als auch die Krankheitskosten immer länger beziehungsweise höher.

Aus den Tuberkulose-Kranken von gestern sind die Herzpatienten von heute geworden und sie werden die geriatrischen Pflegefälle von morgen sein.

Unter diesem Blickwinkel schenkt uns die moderne Medizin in der Tat kaum mehr gesunde Jahre, sondern verlängert eher die Zeitspanne zwischen der Erkrankung und dem Sterben. Deshalb sollte die Konsequenz lauten: Vorbeugen ist besser als heilen, um die gesunden Jahre des Lebens zu verlängern. Kein Gesundheitspolitiker oder Kostenträger widerspricht heute dieser Einsicht, und trotzdem bleibt im deutschen Gesundheitswesen ein groteskes Mißverhältnis bestehen, das da lautet: Wachsende Ausgaben für die Krankheit in Milliardenhöhe, aber nur bescheidene Aufwendungen im Rahmen einer Aufklärung zu gezielter Gesundheitsvorsorge, der vielzitierten Prävention. Dazu erklärt der bekannte Sozialmediziner Hans Schäfer, was sich schon längst als Binsenweisheit herumgesprochen haben sollte: »Ihre volle Dramatik erhält die Kostenlawine der modernen Medizin aber erst durch die Tatsache, daß die Mehrzahl aller Krankheitsfälle auf ein gesundheitsschädigendes Verhalten zurückzuführen ist.« Und der bereits erwähnte Schweizer Mediziner Schär ergänzt: »Richtige Lebensweise, verantwortungsbewußte Lebensführung und die Einhaltung natürlicher Ordnungen würden mit einem Schlag die Situation im Gesundheitswesen grundlegend ändern und die Kosten auf ein erträgliches Maß absenken.«

Aller Mahnungen zum Trotz essen die meisten Menschen weiterhin schlicht zu fett, zu süß und zu viel, legen sich eine satte Urlaubsbräune zu, bewegen sich gerade einmal zwischen den Stühlen im beruflichen und im privaten Bereich und verursachen aus Leichtsinn Unfälle. Jahr für Jahr verunglücken doppelt so viele Menschen bei Hobby und Freizeit als am Arbeitsplatz. Auch wenn wir bedenken, daß eine sinnvolle, gezielte und rechtzeitige Prävention kein ewiges Leben versprechen kann, so ist sie doch in der Lage, Krankheiten zu mildern und den Tod hinauszuzögern. Darüber hinaus ist der Zugewinn an Leistungsbereitschaft und Lebensfreude durch eine verantwortungsbewußte Lebensführung und die Einhaltung natürlicher Ordnungen kaum in Mark und Pfennig auszurechnen und kann in dieser Weise rein rechnerisch die Bilanzen der Kostenträger noch nicht beschönigen. Wegen der kaum zu definierenden Einsparungen im Gesundheitswesen wird die Prävention wie ein lästiger Hund umhergestoßen und niemand will ihn ernsthaft haben. Das gilt für viele Ärzte und die Krankenkassen gleichermaßen. Schließlich ist Krankheit ein ganz enormer Wirtschaftsfaktor und kann sich mit entsprechenden Berechnungen der Leistungen darstellen. Gesundheitsvorsorge – in welcher Form auch immer – beruht auf Einsicht, Geduld, Überzeugungskraft in der Hilfe zur Selbsthilfe und Zuwendung, damit die Lebensstilkorrektur stattfinden kann. Selbst wenn das ärztliche Beratungsgespräch künftig mit DM 40,– honoriert werden soll, so sind für diverse Labor- und Röntgenuntersuchungen wesentlich höhere Beträge für die medizinischen Leistungen anzusetzen.

Meiner Ansicht nach liefen zahllose Bemühungen um die eigenverantwortliche Gesundheitsvorsorge schnurstracks in die Sackgasse der Erfolglosigkeit, weil durch das übliche Androhen von Krankheit überhaupt nichts erreicht oder lediglich Angst erzeugt wurde. Verbinden sich die Vorstellungen von Gesundheit mit so negativ besetzten Assoziationen wie Verzicht, Langeweile und

Diät zu einen traurigen Bild der Askese, hält kaum jemand etwas von der Prävention. Es geht in der Gesundheitsvorsorge nicht um Verbote und Strafandrohung oder die so wenig erquickliche Bezeichnung »Erziehung«, geschweige denn den geringsten Anflug von Zwang. Der vielzitierte »mündige Bürger« braucht in erster Linie Selbstbewußtsein und das notwendige Wissen darüber, wie er mit sich und seiner Gesundheit umzugehen hat. Schließlich rufen wir die professionelle Feuerwehr auch nur bei erkennbarer Gefahr, ein kleines Feuer verhindern wir in der Regel selbst. Ebenso benötigen wir auch nicht zwingend ärztlichen Rat, um unser Gewicht zu kontrollieren, fettärmer und vitaminreicher zu kochen, die Zähne regelmäßig zu pflegen oder statt Fahrstuhl und Rolltreppe die eigenen Füße in Bewegung zu setzen.

Eine gesunde Lebensführung bedeutet Anerkennung und Akzeptanz natürlicher Ordnungen und deren rechtzeitige und tatkräftige Unterstützung mit Hilfe sanfter, biologischer Maßnahmen. Weder die Verbesserung von Geräten und Apparaten, noch die Verfeinerung von Untersuchungsmethoden oder die Entwicklung immer perfekterer Medikamente schaffen einen Zugewinn an Gesundheit. Es geht für uns alle um die notwendige Bewußtseinsänderung, die schon Thomas von Aquin vor fast 500 Jahren sehr einfach und überzeugend folgendermaßen formulierte: »Gesundheit ist weniger ein Zustand als eine Haltung und sie gedeiht mit der Freude am Leben.«

Mit dieser Zielsetzung kann eigentlich jeder etwas anfangen. Sie wird zu einer sehr persönlichen Herausforderung fernab von trostlos anmutenden Begriffen, die wir allgemeinhin mit gesunder Lebensführung verbunden haben.

Will der moderne Medizinbetrieb die heutigen Geißeln der Menschheit, die seuchenartig auftretenden Zivilisationskrankheiten wie Herzinfarkt, Krebs, Schlaganfall, Leber-, Stoffwechsel- und Atemwegserkrankungen sowie rheumatische und psychische Leiden in den Griff bekommen, dann wird dies nur durch vorbeugende Maßnahmen möglich sein. Immer häufiger klagen Menschen über Befindlichkeitsstörungen und suchen Rat und Abhilfe in der ärztlichen Praxis. Aber dort bleiben die Apparate ohne Befund, das heißt stumm, da sie auf das Erkennen von schweren Erkrankungen geeicht sind. Gerade aber in dieser Vorphase bietet sich die beste Chance an, eine entgleiste biologische Ordnung wiederherzustellen und den Übergang von Funktionsstörungen in chronische Verläufe zu stoppen. Es bleibt uns keine andere Wahl, rechtzeitig in diesen Vorstadien des Krankheitsgeschehens einzugreifen, wenn wir endlich verstehen, daß unsere Gesundheit nicht auf Krankenschein zu erwerben und auf Dauer zu erhalten ist.

Was können wir tun, um unser eigener Arzt zu sein und den inneren Arzt in uns zu aktivieren? Machen wir uns zuerst bewußt, daß eine Selbstbehandlung nur bei alltäglichen Befindlichkeitsstörungen angezeigt ist. Dazu zählen unter anderem Erkältungen, Schnupfen, Husten, Magen- und Darmstörungen, Nieren- und Blasenreizungen, Kopf- und Rückenschmerzen, Stimmungsschwankungen, Unruhe und Nervosität. Rund 90 Prozent dieser alltäglichen Mißempfindungen zählen zu der sogenannten vordiagnostischen Medizin und das bedeutet: Auch ein fähiger und zuwendungsorientierter Arzt wird in den meisten Fällen keine wissenschaftlich begründete Diagnose stellen können. Dementsprechend ist auch eine ursächliche und gezielte medikamentöse Behandlung der Symptome weder möglich noch erforderlich. Hier bieten sich die sanften Methoden der Selbstmedikation aus der grünen Apotheke an. Falls der Arzt dennoch mit den schweren Geschützen chemischer Medikamente an den Symptomen herumzudoktern versucht, schießt er mit viel zu großem Kaliber auf Spatzen, und die natürlichen Selbstheilungskräfte des Organismus werden leichtsinnig vertan.

Meinungsforscher haben festgestellt, daß die Anwender von selbstverordneten, sanften Heilmitteln eine größere Bereitschaft zur Erhaltung ihrer Gesundheit und gezielten Krankheitsverhütung zeigen. Deshalb sollten diese »Medizinverbraucher« wissen, wie ihr Organismus funktioniert und vor allen Dingen lernen, zwischen Bagatellerkrankungen und ernsthaften Symptomen zu unterscheiden. Das Verständnis für den eigenen Körper und das Wissen um die komplexen Wirkweisen heilkräftiger Pflanzen gibt uns allen eine hilfreiche und bei richtiger Anwendung völlig unschädliche Methode der Bewältigung von alltäglichen Mißempfindungen an die Hand.

Anleitungen zum Umgang mit Pflanzenwirkstoffen

1. Werden Naturstoffe zur Selbstmedikation genutzt, ist ein generelles Umdenken wichtig: Substanzen aus der grünen Apotheke können nur in Ausnahmefällen eine sofortige Wirkung anbieten.

2. Pflanzenarzneien greifen zumeist behutsam und langfristig als ordnende Heilinformation in die Steuerungsvorgänge des Körpers und seiner Organe ein. Dadurch wird eine natürliche Vorbeugung und Regeneration eingeleitet.

3. Die Wirksamkeit von Heilpflanzen beruht in der Regel auf dem Zusammenwirken mehrerer Inhaltsstoffe. Erst durch die Gemeinsamkeit dieses Gesamtgefüges kommt es bei richtiger Dosierung zum gewünschten Erfolg.

4. Der verbreitete Irrglaube: Viel hilft auch viel! sollte gerade bei der Verwendung von Pflanzenwirkstoffen ausgemustert werden.

5. Die Unterscheidung zwischen unterdrückender = somatischer und echter Heilwirkung durch die Aktivierung der Selbstheilungskräfte spielt in der Pflanzenheilkunde eine übergeordnete Rolle.

6. Eine positive Erwartungshaltung begünstigt die Selbstheilungskräfte des Abwehrsystems und stärkt damit den körpereigenen »inneren Arzt«.

Die Naturheilkunde – der Mensch steht im Mittelpunkt

»Der Arzt sei nur der Helfer, der Patient selbst aber der Arzt.«

So hat es einst der griechische Arzt Hippokrates formuliert und bringt uns damit zum Staunen. Schließlich gab es seinerzeit in der Antike nur eine naturgemäße Krankheitsbehandlung, die wir heute Naturheilkunde nennen und im Gegensatz zur Hochschulmedizin als moderne oder auch alternative Heilkunst verstehen. Diese umfaßt nach unserem heutigen Verständnis eine Fülle von Maßnahmen und Behandlungen, die dem weiten Feld der sanften Medizin zugeordnet werden, weil die naturheilkundlichen Verfahren in erster Linie daraufhin abzielen, die Selbstheilungskräfte des Organismus zu stärken und zu beleben. Und diesen »inneren Arzt« in uns hat der weise Hippokrates bereits lange vor unserer Zeitrechnung gekannt.

Die Naturheilkunde fußt auf Erfahrungswerten, die von der modernen Naturwissenschaft zunehmend bestätigt werden, daß Mißempfindungen und Krankheiten im Grunde genommen nur mit den eigenen Mitteln des Körpers und aus ihm heraus beseitigt und geheilt werden können. Diese Mittel bestehen zum Beispiel in seiner Fähigkeit, zerstörte Gewebe wiederherzustellen oder zur Vernarbung zu bringen, die geschwächte Funktion eines Organs allmählich wieder zu bessern oder durch die Mehrleistung anderer Organe auszugleichen. Naturheilkundliche Maßnahmen »locken« die Selbstheilungskräfte, indem sie die aktive Widerstandsfähigkeit des Immunsystems gegen krankmachende Einflüsse aus den unterschiedlichen Bereichen der Umwelt gezielt kräftigen. Sie beeinflussen durch ihr Ordnungsprinzip den gesamten Menschen in seiner Dreieinigkeit aus Körper, Geist und Seele und fördern damit die Erhaltung und Wiederherstellung eines harmonischen Gleichgewichts.

Mißempfindungen und Krankheiten betrachtet die Naturheilkunde als Signal oder Symptom der natürlichen Heilkraft des Menschen. Das gilt zum Beispiel sowohl für das Fieber als auch die gesteigerte Ausscheidung durch Darm, Nieren und Haut beim Ausschwitzen.

Es liegt in der Natur des Menschen, daß sich die körpereigene Regulation des inneren Arztes nicht selten als unvollkommen oder überfordert erweist und darum eine gezielte Unterstützung notwendig wird. Wenn wir zum Beispiel in Eigeninitiative zu bewährten Hausmitteln greifen oder der Arzt zu erfahrungsmedizinischen Heilweisen rät, dann handelt es sich in den meisten Fällen um naturheilkundliche Anwendungen.

Die moderne Naturheilkunde mit ihren facettenreichen therapeutischen Möglichkeiten wird heutzutage in besonderem Maße von Gesunden zur Vorsorge = Prophylaxe, im Rahmen von Frühheilverfahren und in der Nachbehandlung von Krankheiten = Rehabilitation angewandt. Die sanfte Medizin bewährt sich zunehmend als Ergänzung und Alternative zu herkömmlichen schulmedizinischen Behandlungen, denn die Selbstheilungskräfte des Körpers werden immer dann mobilisiert, wenn dem Ratsuchenden neuer Mut gemacht wird, er sich ernstgenommen fühlt und erfährt, wieviel er für sich selbst und sein eigenes Wohlergehen tun kann.

Das oberste Gebot der Naturheilkunde ist, keine Therapie anzuwenden, die auch nur im geringfügigen Ausmaß körpereigene Gesundungs- und Heilungsprozesse des

Organismus hemmt oder stört. Sie lehrt uns die fein vernetzten Wiederherstellungs- und Abwehrbemühungen des Körpers zu verstehen und seine Anstrengungen im Gesundungsprozeß zu respektieren. Die Naturheilkunde zeigt, wie die biologischen Maßnahmen der Einwirkung auf das eng vernetzte Getriebe des Organismus nach Art und Intensität abzustufen und auf die Persönlichkeit des Erkrankten sowie dessen individuelle Gegebenheiten abzustimmen sind.

Die unterschiedlichen Therapien der Naturheilkunde finden zunehmend Aufmerksamkeit und Anwendung bei Menschen in der zweiten Lebenshälfte – so etwa zwischen 35 und 40 Jahren – die sich ihr ganzheitliches Gleichgewicht erhalten möchten und die Harmonisierung von Körper, Geist und Seele anstreben.

Vorbei sind die Zeiten, in denen naturheilkundlich orientierte Ärzte und Therapeuten belächelt, sogar als unwissenschaftlich und mittelalterlich gescholten wurden. Das Gegenteil ist der Fall, die Biomedizin boomt. Wegen der Rückbesinnung auf die Natur, vor allem eine stets wachsende Sensibilisierung breiter Bevölkerungskreise für die fortschreitende Zerstörung des ältesten Partners der Menschheit und dessen Ausbeutung und Mißachtung, ist ein neues Naturbewußtsein entstanden. Auf imposante Maschinenparks in Praxen und Kliniken, ein dichtes Netz von spezialisierten Medizinern für jedes Organ und zahllose bunte Pillen greifen immer mehr gesundheitsbewußte Menschen möglichst nur dann zurück, wenn derartige Maßnahmen unumgänglich werden.

Bisher – so statistische Erhebungen – sind etwa zwei Drittel der ambulanten Patienten in den Arztpraxen über 35 Jahre *nur* befindensgestört oder vitalitätsgemindert, aber nicht ernsthaft krank. Die Ursache dieser Entwicklung ist der Lifestyle in unserer Überflußgesellschaft mit chronischer Fehlbelastung durch Bewegungsmangel, überreichliche, aber dennoch nährstoffarme Kost und eine Häufung von emotional-sozialem Negativstreß. Unterschiedliche Ventilsymptome führen zu Entgleisungen des Wohlbefindens. Aber in den wenigsten Fällen sind wirklich Medikamente notwendig, sondern statt dessen bei Leistungsknick und psychosomatischer Erschöpfung eine Beratungs-, Zuwendungs- und Präventivmedizin gefragt. In diesem weiten Feld liegt die große Chance der Naturheilkunde, indem sie den krankmachenden Lebensstil korrigieren und mit sanften Anwendungen die Selbstheilungskräfte wiederbeleben kann.

Diese Zuwendung ist seit jeher die Stärke der naturheilkundigen Therapeuten. Sie gehen auf den kranken Menschen mit Geduld und großer Sorgfalt ein, weil sie das komplexe Zusammenspiel von Körper, Geist und Seele verstehen und wissen, daß Kränkungen im Alltag und Beruf krankmachen können. Statt eines schnellen Griffs zum Rezeptblock nehmen sie sich Zeit für ein klärendes Gespräch und hernach kommt es zu einer ausführlichen Beratung und entsprechenden Behandlung.

Seriöse Therapeuten werden immer unrealistische Hoffnungen und Erwartungen ihrer Patienten dämpfen und keine Wunder verheißen. Vielfältige Versprechungen selbsternannter Wunderheiler, die angeblich mit allerlei Tröpfchen und Kräutern zum Beispiel jeden Krebs zum Verschwinden bringen können, haben den naturheilkundlichen Verfahren in der Vergangenheit mehr geschadet als genützt. Aber die Kluft zwischen Klassikern und Kräutern wird zunehmend schmaler. Der Zusatztitel »Arzt für Naturheilverfahren« ist mittlerweile begehrter denn je. Diese Entwicklung hat eine ganze Reihe auslösender Ursachen, deren eine ganz besonders von vielen Ärzten beachtet wird: Die Schulmedizin ist bei vielen chronischen Leiden nach wie vor und irgendwann mit ihrem Latein am Ende. Ob Arteriosklerose, Rheuma, Neurodermitis, Migräne, funktionelle Magen-Darm-Beschwerden und viele mehr, es wird Blut abgenommen, geröntgt, eine Vielzahl von Medikamenten ausprobiert, zum Spezialisten oder in die Klinik überwiesen und letztendlich doch nur am Symptom herumgedoktert. Mit der Zeit kommt dadurch der innere Arzt immer mehr zum Verstummen, und die körpereigene Abwehrfähigkeit erlahmt zusehends.

Weshalb das so ist, erläutert Professor Dr. med. Hartmut Heine / Universität Witten-Herdecke, Präsident des European Council of Doctors for Plurality in Medizine (ECPM): »Aus naturheilkundlicher Sicht lassen sich Stoffwechselvorgänge im Organismus als dynamisches Gleichgewicht zwischen degenerativen und regenerativen Vorgängen verstehen. Reicht das regenerative Potential nicht aus, die Abbauvorgänge zu kompensieren, kommt es zu Befindlichkeitsstörungen und chronischen Erkrankungen. Ganzheitlich ausgerichtete Behandlungsweisen können das System wieder in sein biologisches Gleichgewicht bringen, indem sie die regenerativen Prozesse fördern und mobilisieren.«

Nach Professor Heine läßt sich das Ungleichgewicht zwischen Degeneration und Regeneration durch zunehmende Fehlleistungen im sogenannten Grundsystem des Körpers erklären. Dieses wirkt wie ein extrazelluläres Molekularsieb aus hochspezialisierten Zuckerbestandteilen und kontrolliert durch seine vielschichtige Zusammensetzung und Maschenweite die Versorgungswege zu den Zellen. Jede der 60 bis 100 Billionen Urbausteine unseres Körpers ist von diesem Grundsystem wie von einem Bett umgeben. Es sorgt unter anderem für die unablässige Zufuhr lebenswichtiger Nährsubstanzen und den zügigen Abtransport von Stoffwechselendprodukten. Eine langfristige Fehlbelastung des Organismus führt dazu, daß dieses Kontrollsystem des Molekularsiebs nicht mehr situationsgerecht arbeitet. Dadurch können die nachgeschalteten Zellen zu Entgleisungen und letztendlich einer krankhaften Veränderung ihrer Genaktivität gezwungen sein. Unterschiedliche Befindlichkeitsstörungen und die Entwicklung chronischer Erkrankungen sind dann die direkte Folge.

Daß gestörte Regulationsvorgänge im Körper die eigentliche Ursache für Krankheiten sind, findet immer mehr Eingang in die Schulmedizin. Deshalb sind heute Ärzte und Ärztinnen gefragt, die das gesamte Spektrum der Schulmedizin *und* den Erfahrungsschatz der naturheilkundlichen Verfahren beherrschen. Sie sind in der Lage, bereits in der Grauzone zwischen nicht mehr gesund genug, aber noch nicht krank die fehlgesteuerten Regulationssysteme unter aktiver Mithilfe ihrer Patientinnen und Patienten wieder in ihre gewohnte Ordnung zurückzuführen.

Ventilsymptome wie Leistungsknick, vorgezogene Alterungserscheinungen, Streßsyndrome, Magen-Darmstörungen, Infektionsanfälligkeit und vieles mehr können sie rechtzeitig erkennen und das Einmünden in chronisch degenerative Erkrankungen verhindern beziehungsweise hinauszögern. Ein optimaler Behandlungserfolg stellt sich aber nur dann ein, wenn die Kompetenz der konventionellen Medizin und der Naturheilverfahren unvoreingenommen miteinander kombiniert wird.

Es ist zum Beispiel sehr beeindruckend, wenn uns am Fernsehschirm das Steuerungssystem einer Weltraumrakete erklärt wird. Dennoch ist diese im Vergleich zum menschlichen Organismus eine eher primitive Konstruktion. Selbst Experten fühlen sich von der Vielfalt der körpereigenen Steuerungssysteme überfordert, die unaufhörlich damit beschäftigt sind, bei einer Temperatur von nur 37° Celsius und äußerst geringen Druckverhältnissen eine kaum vorstellbare Fülle von Lebensabläufen in Gang zu halten. Dieses hochentwickelte Gefüge benötigt für seine Feinabstimmung ungestörter Abläufe natürliche Selbstregulationsmechanismen. Die erklärte Absicht der Naturheilkunde ist, hier behutsam einzugreifen, um den Organismus auf diese Weise in seiner Anstrengung um die biologische Ordnung zu unterstützen, damit er sich selbst helfen kann. Immer sollte die goldene Regel nach Sebastian Kneipp gelten: »Die gelindeste Anwendung ist die beste«, da er zu der Überzeugung gekommen ist, »... daß die kleinen Portionen besser wirken, weil die Natur nicht große Portionen auf einmal verwerten kann.«

Die Naturheilkunde ist durchaus keine moderne Alternative des Gesundheits- und Medizinbetriebs unserer Tage, sondern eine sehr alte Wertbezeichnung. Der Mensch steht im Mittelpunkt ihrer Anwendungen, und sie entstammt selbst einem Mittelpunkt. Diese Tatsache macht die Naturheilkunde ganz einfach menschengemäß.

Weshalb sprechen sich denn mehr als 80 Prozent aller Deutschen für ihre sanften Heilweisen, vor allem die altbewährten und wiederentdeckten aus der grünen Apotheke aus? Eine bekannte biologische Reizregel besagt: »Schwache Reize fachen die Lebenstätigkeit an, mittelstarke fördern sie, starke hemmen sie und stärkste heben sie auf.« Dieser These wollen wir, liebe Leserinnen und Leser, gemeinsam auf den Grund gehen und hinterfragen: Wie steht es mit der Wirksamkeit von Heilpflanzen – oder sollten wir statt Wirksamkeit nicht besser Heilsamkeit sagen?

Die Heilpflanzen – Hände der Götter

Die Pflanzenheilkunde ist zweifellos das älteste aller Therapieverfahren der Menschheitsgeschichte, und gleichermaßen liegen in ihr auch die Wurzeln der modernen Medizin unserer Tage. In den frühzeitlichen Aufzeichnungen der großen Kulturen dieser Welt sind Hinweise auf die Heilkraft von Pflanzen und das Wissen von Heilkundigen zu finden. Häufig waren es weise Frauen und Göttinnen, die sich mit der Pflanzenheilkunde befaßten und auskannten oder sie galten als deren Beschützerinnen.

Um 2500 v. Chr. wurden in der Tonplatten-Bibliothek des assyrischen Kaisers Assurbanipal schon 250 Arzneipflanzen exakt beschrieben. Die altägyptische Königin Hatchepsut ließ etwa 1490 v. Chr. ein Gewächshaus für die Aufzucht von Heilkräutern errichten. Arabische und altgriechische Ärzte wie der berühmte Hippokrates um 460 bis 377 v. Chr. oder römische und germanische Heilkundige wie Gallenus und Walen verwandten in erster Linie die Kraft der Pflanzen bei der Behandlung ihrer Patienten. Schließlich wurde dieser gesamte Erfahrungsschatz der morgen- und abendländischen Kulturkreise von Benediktinermönchen zusammengetragen.

»Causae et Curae« = Ursachen und Behandlungen, das Gesamtwerk der berühmten Naturärztin und Äbtissin Hildegard von Bingen (1098 - 1179), umfaßte bereits 62 unterschiedliche Fieber-, 79 Herz- und 99 Rheumamittel aus der grünen Apotheke. Aber auch weise Frauen aus dem einfachen Volk verstanden sich auf die Heilkraft der Pflanzen, und weil sie wegen dieser Macht und ihr großes Wissen der Kirche unheimlich wurden, starben ungezählte »Kräuterweiblein« und Hebammen als Hexen auf dem Scheiterhaufen. Den größten Teil ihres reichen Erfahrungsschatzes nahmen sie mit in den Tod. Darum mußte in den folgenden Jahrhunderten das Wissen um die Wirksamkeit der heilkräftigen Pflanzenrezepturen wieder mühsam zusammengetragen oder völlig neu entdeckt werden.

Heutzutage sind etwa 3.000 Heilpflanzen bekannt, aber nur rund 500 werden zur Herstellung von Arzneien genutzt. Bis zu 40 Prozent unserer modernen und im Deutschen Arzneibuch aufgeführten Pharmazeutika sind im weitesten Sinne pflanzlichen Ursprungs, selbst wenn dieser nicht auf Anhieb erkennbar ist, und die jeweiligen Rezepturen alter und neuer Zeit nur noch geringe Gemeinsamkeiten aufweisen.

Zu den heilkräftigen Pflanzen zählen viele Kräuter, aber auch Sträucher, Bäume, Früchte und Knollengewächse. In der traditionellen Phytotherapie = Pflanzenheilkunde werden entweder die gesamte Pflanze oder auch nur bestimmte Pflanzenteile auf unterschiedliche Weise zu frischen und getrockneten Drogen auf- und zubereitet.

Die wichtigsten Verfahren der Zubereitung:

1. *Frischpflanzensaft* – Er wird aus der zerkleinerten Pflanze durch Pressung gewonnen und enthält neben den wasserlöslichen Wirkstoffen auch alle natürlichen Bestandteile der Pflanze. Selbstzubereitete Frischsäfte müssen unverzüglich verbraucht werden. Fertigprodukte aus dem Fachhandel sind durch schonende Erhitzung haltbar gemacht.

2. *Tee* – Er wird durch das Trocknen von Heilpflanzen gewonnen und enthält nur die wasserlöslichen Wirkstoffe, zum Beispiel in Form von Abkochungen (Dekokt), Aufgüssen (Mazerat) und Kaltauszügen.

3. *Tinkturen, Extrakte* – Es handelt sich um einen alkoholischen Auszug von Pflanzen und Pflanzenteilen. Dieser wird in der Regel tropfenweise oder mit Wasser verdünnt eingenommen.

Mit ihren zahlreichen Inhaltsstoffen wie Alkaloiden, Glykosiden, Gerb- und Bitterstoffen, ätherischen Ölen sowie Vitaminen, Mineralien und Spurenelementen, aber auch Eiweiß- und Zuckerstoffen ist jede einzelne unserer Heilpflanzen eine individuell zusammengesetzte Schatztruhe der Natur. Sie ist darüber hinaus auch ein komplexes Wunderwerk, angefüllt mit biologischen Chemikalien. Unsere geläufige Trennung: *hier Natur, dort Chemie* ist also kaum angebracht. Mutter Natur besitzt ihre ureigene Vielfalt und Rezepturen, die wir modernen Menschen kaum nachvollziehen können.

Durch den Gesetzgeber aufgefordert, bemüht sich die pharmakologische Forschung unablässig darum, einzelne Inhaltsstoffe von Pflanzen zu isolieren und diese auf ihre bestimmten Wirksamkeitsmechanismen zu prüfen. Daß

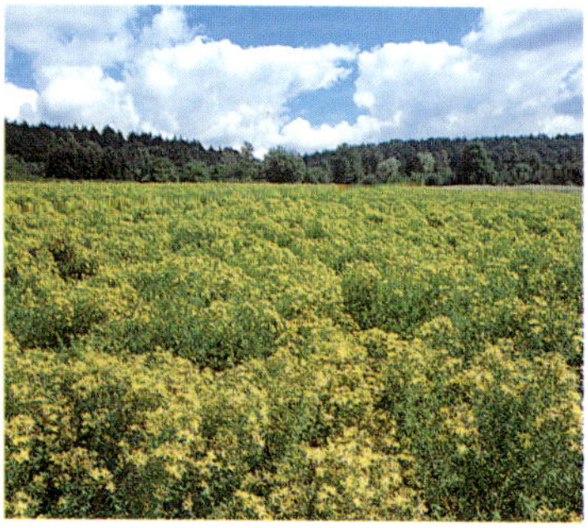

Die verwendeten Heilpflanzen stammen soweit als möglich aus eigenem kontrolliertem biologischem Anbau oder aus genehmigter Wildsammlung.

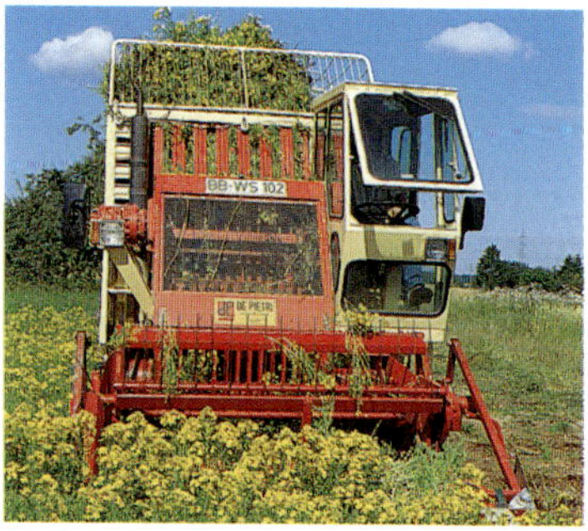

Größere Kräutermengen werden maschinell abgeerntet. Die Pflanzen kommen so ohne Zeitverlust vom Feld auf den Mäh-Lader und zur Presse.

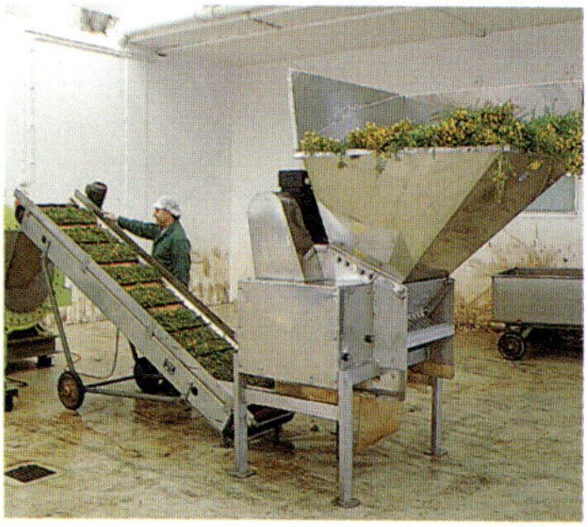

Vor dem Beschicken der Pflanzenpresse werden die Pflanzen in einer speziellen Maschine zerkleinert, damit der Saft vollständig austreten kann.

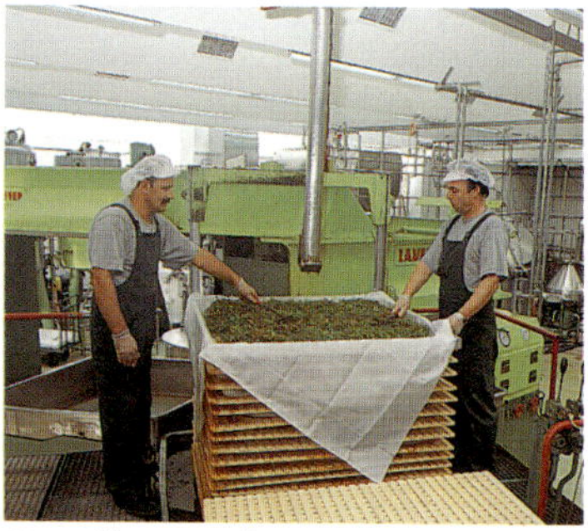

Die zerkleinerten Pflanzen werden in einzelnen Schichten auf die Gitter einer sog. »Packpresse« verteilt und mit 300 bar Druck kaltgepreßt.

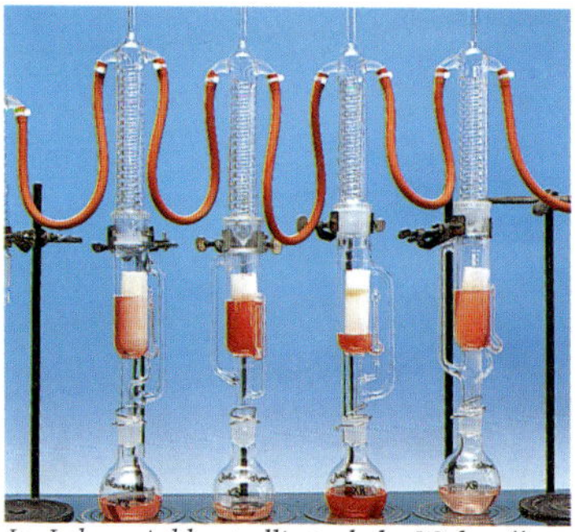

Im Labor wird kontrolliert, ob der Wirkstoffgehalt auch stimmt.

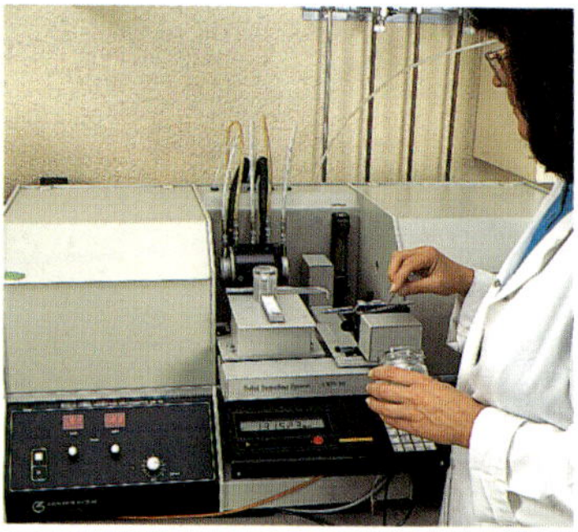

Mit dem Atomabsorptionsspektralphotometer wird der Saft auf Rückstände von toxischen Schwermetallen kontrolliert.

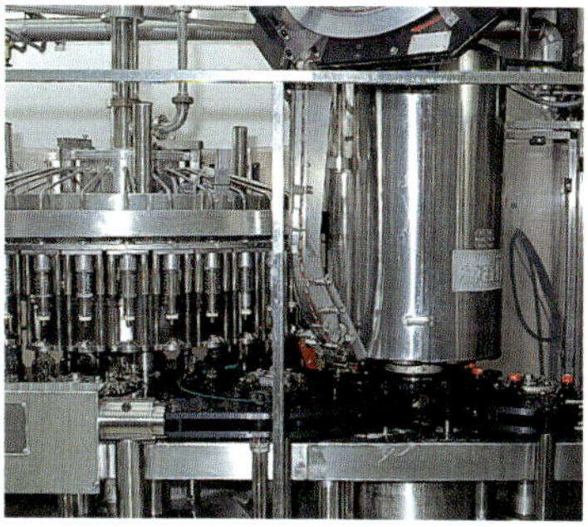

Der fertige Saft, der vorher kurzzeit-erhitzt wurde, um keimfrei zu werden, wird ohne Konservierungsmittel und Stabilisatoren steril abgefüllt.

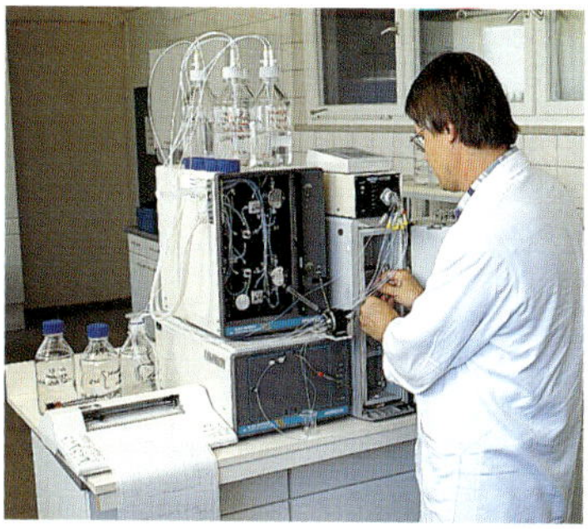

Nach der Abfüllung werden Proben des Frischpflanzensaftes mit einem speziellen Chromatographen auf den Wirkstoffgehalt hin untersucht.

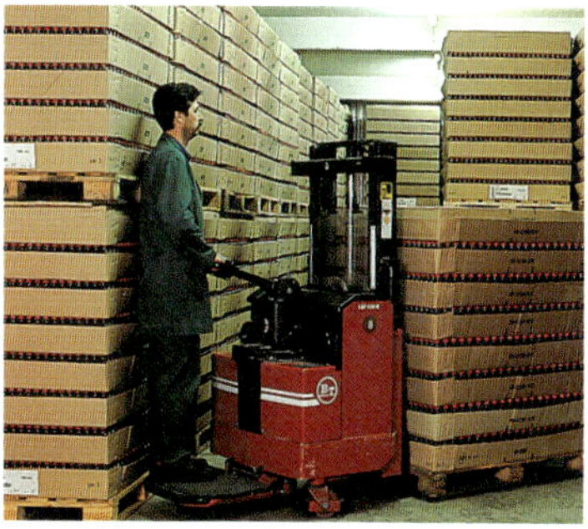

Der Saft kommt vor dem Etikettieren und Verpacken in ein »Quarantänelager«. Erst wenn alle Prüfungen abgeschlossen sind, wird ausgeliefert.

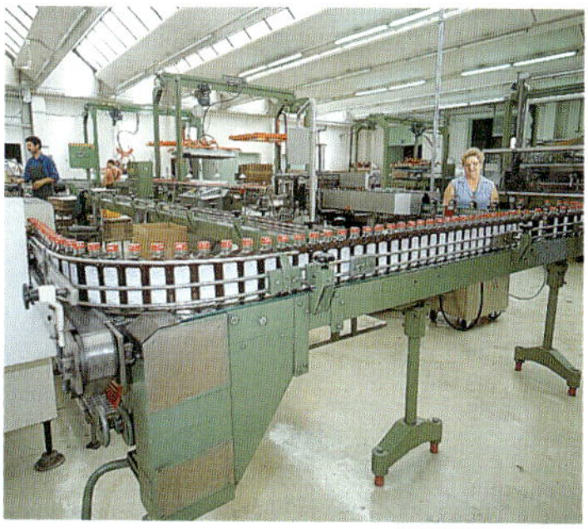

Flaschentransport von der Etikettierung zur Kartonierung.

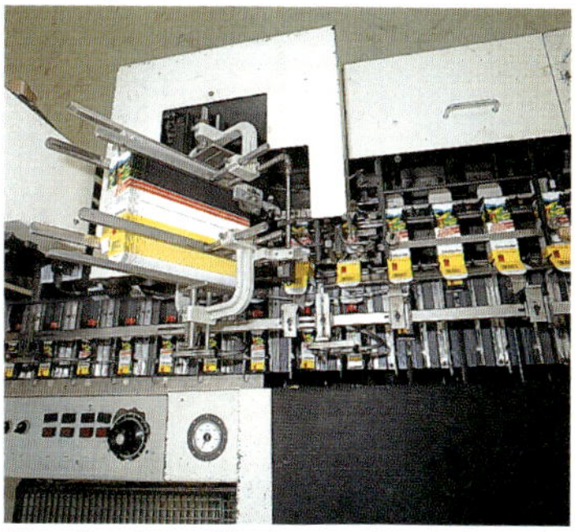

Die etikettierten Flaschen werden mit Beipackzettel in Faltschachteln verpackt.

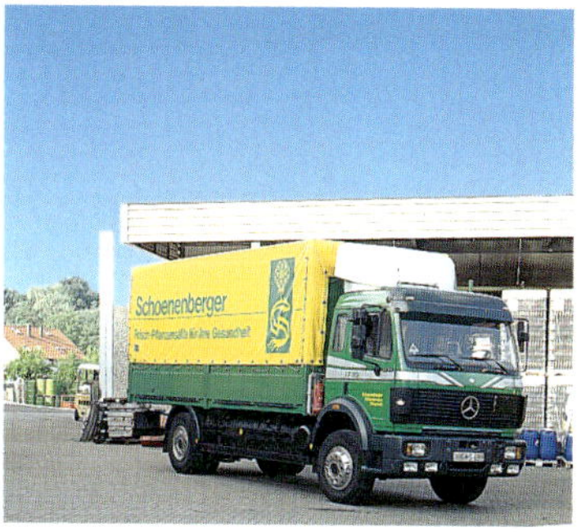

Die naturreinen Heilpflanzensäfte auf dem Weg in die Reformhäuser und Apotheken.

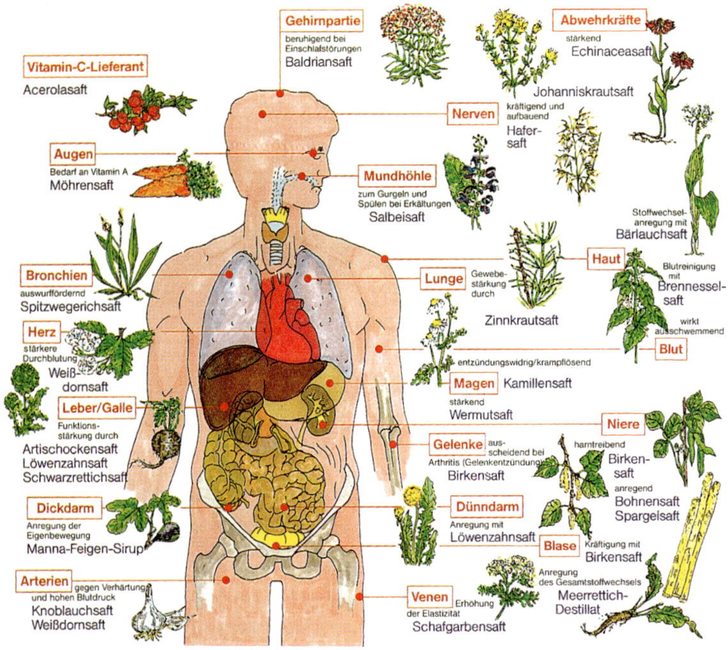

der *biochemische Großbetrieb Pflanze* seine geheimnisvolle Zusammensetzung der einzelnen Wirkstoffe ungern preisgibt und das Ganze in der Regel wirksamer ist als jeder einzelne Bestandteil, hat sich zum Leidwesen der Wissenschaftler bei ungezählten Labortests bestätigt. Mitunter werden selektierte Wirksubstanzen von Heilpflanzen labortechnischen Prozessen unterworfen, um deren therapeutischen Nutzen zu erhöhen. Dadurch müssen aber auch verstärkt Nebenwirkungen in Kauf genommen werden, die bei einer natürlichen Aufbereitung der ganzen Pflanze oder ihrer Teile nicht zu erwarten sind.

Naturheilmittel werden heute in großer Vielfalt als Dragees, Pulver, Tropfen, Kapseln, Tonika oder Elixiere angeboten. Darunter befinden sich nicht wenige, völlig harmlose und häufig auch untaugliche Zubereitungen, die obendrein noch für gutes Geld verkauft werden. Je nach Wirkung und möglichen Nebenwirkungen sind die pflanzlichen Heilmittel freiverkäuflich und in Apotheken und Reformhäusern zu erwerben. Einige unterliegen nach wie vor der Verschreibungspflicht und dürfen von Heilpraktikern nicht verordnet werden.

Pflanzliche Heilmittel entfalten im Körper ihre eigenen Wirkungsmechanismen auf unterschiedlichen Wegen. Zumeist geschieht dies über die Mundschleimhaut und den Magen-Darm-Trakt, andere werden inhaliert oder gelangen über die Einreibung oder Injektion der Wirkstoffe an den Zielort.

Um der Phytotherapie als erfahrungsorientierte Medizin nach heutigen Anforderungen ein wissenschaftliches Fundament zu geben, wurden in der Vergangenheit zahllose pharmakologische Studien über einzelne Bestandteile bestimmter Heilpflanzen und deren Wirksamkeit durchgeführt. Die vom ehemaligen Bundesgesundheitsamt eingesetzte »Kommission E« hat alle bisherigen Ergebnisse in sogenannten Monographien zusammengefaßt.

Eine ganze Reihe von Heilpflanzen hat diesen »Härtetest« der Beurteilung ihrer Wirksamkeit und die Zulassung erfolgreich überstanden. Andere haben diese Hürde nicht genommen.

Zu den von der Kommission E als wirksam und unbedenklich anerkannten Heilpflanzen gehören unter vielen: Artischocke, Baldrian, Birke, Hopfen, Johanniskraut, Kamille, Löwenzahn, Melisse, Mistel, Pfefferminze, Salbei, Schwarzrettich und Weißdorn.

Folgende Inhaltsstoffe der Heilpflanzen gelten als wissenschaftlich geprüft. Das heißt, sie werden von der Sonderkommission E in der Vorbeugung und Therapie als wirksam, aber unbedenklich erachtet:

Ätherische Öle – Es handelt sich um flüchtige Substanzen mit spezifischem Geruch. Sie wirken:

- *bakterienhemmend* (zum Beispiel Knoblauch, Meerrettich),
- *appetitanregend* (Majoran, Koreander),
- *schleimlösend* und sekretfördernd (Anis, Thymian),
- *beruhigend* (Baldrian, Melisse),
- *blähungshemmend* (Kümmel, Fenchel),
- *entzündungshemmend* (Kamille, Arnika),
- *Leber und Galle anregend* (Pfefferminze),
- *entwässernd und harntreibend* (Wacholder),
- *stimmungsaufhellend* (Johanniskraut).

Alkaloide – Es handelt sich um alkalische Stickstoffverbindungen, die betäubend, lähmend oder einschläfernd wirken. Wegen ihrer stark wirksamen Inhaltsstoffe sind diese Zubereitungen verschreibungspflichtig. (Zum Beispiel Atropin = Tollkirsche oder Morphium = Schlafmohn)

Bitterstoffe – Die bitteren Substanzen wirken appetitanregend, stoffwechselregulierend und verdauungsfördernd. (Zum Beispiel Löwenzahn, Enzianwurzel)

Gerbstoffe – Wasserlösliche Substanzen, die bei Haut- und Schleimhautreizungen, Schmerzen und Blutungen angezeigt sind, da sie das Gewebe festigen und die Abwehrfähigkeit der Schleimhäute kräftigen. (Zum Beispiel Eichenrinde, Hamamelis, Heidelbeeren)

Schleimstoffe – Das Gemisch von Polysacchariden (Zuckerstoffe) quillt und geliert in Verbindung mit Wasser. Diese Substanzen kräftigen die Schleimhäute und wirken hustenlindernd. (Zum Beispiel Eibisch, Huflattich, Spitzwegerich)

Glykoside – Es handelt sich um Verbindungen aus einem Lösungs- und Transportmittel (zumeist Zucker) und dem eigentlichen Wirkstoff Aglykon. Glykoside wirken bereits in geringfügigen Mengen wie Herz-Glykoside (Digitalis = Roter Fingerhut) oder immunstärkend (Roter Sonnenhut)

Flavonoide – sind stickstofffreie Pflanzeninhaltsstoffe mit vielfältiger Wirkung,, zum Beispiel:

- *harntreibend* (Birkenblätter),
- *herzstärkend* (Weißdorn),
- *leberschützend* (Mariendistel),
- *schweißtreibend* (Lindenblüten).

Farbstoffe – Unterschiedlich wirkende Vitaminsubstanzen, wie:

- *Das Orange* der Carotinoide (zum Beispiel in Karotten) wird entweder zu Vitamin A umgewandelt oder vom Organismus als eigenständiger Schutzstoff für Haut, Schleimhäute und Atemwege genutzt.
- *Das Rot,* zum Beispiel die Substanz Bentanin der Rote Bete oder Anthozyane von Beerenfrüchten wirken gefäßstärkend und fördern die Sauerstoffaufnahme.
- *Das Blau* von Holunder, Heidelbeeren oder Weintrauben gilt als immunstärkend und blutwirksam.

- *Das Grün* = das Chlorophyll oder natürliche Blattgrün der Pflanze belebt die Sauerstoffatmung der Körperzellen.

Kieselsäure – Eine Substanz, die das Bindegewebe festigt, wirkt blutreinigend. (Zum Beispiel Brennessel, Zinnkraut)

Zahlreiche Substanzen, die im sogenannten *Wirkstoffring* der Heilpflanzen vereint vorliegen und seit jeher in der Vorbeugung und Therapie verwendet werden, sind noch nicht im einzelnen und schlüssig definiert. Dies heißt aber keineswegs, daß ihr Einfluß auf die innere Ordnung von Körper, Geist und Seele lediglich unspezifisch oder einfach »Glaubenssache« wäre, nur weil die exakte Bestimmung der Inhaltsstoffe nach wissenschaftlich gefordertem Standard fehlt.

Auch Menschen lassen sich nicht standardisieren oder mit Hilfe der Statistik auf einen allgemein gültigen Nenner bringen. Ebenso entfalten pflanzliche Substanzen nicht bei jedem Menschen die gleiche ordnende und heilende Wirkung, selbst dann nicht, wenn sie zu den standardisierten Präparaten mit klar definierten und vom Hersteller ausgewiesenen Inhaltsstoffen zählen.

Außerdem gibt es bestimmte Denkmodelle und Theorien, die davon ausgehen, daß die positive Beeinflussung des Wohlbefindens durch die Anwendung pflanzlicher Heilmittel mit einer chemisch-physikalischen Erklärung der Wirkweisen einzelner Inhaltsstoffe wenig zu tun hat (Homöopathie, indische Ayurveda-Medizin, Bachblüten-Therapie u. a.). Es handelt sich in diesen Fällen nicht um die speziellen Wirkstoffe, sondern um die Lebensenergie der Heilpflanze. Diese geht in ihrer Gesamtheit auf den kranken Organismus über und läßt dessen Energieströme wieder fließen, um hierdurch als ganzheitliches System zu gesunden. Zuweilen spielt auch in der klassischen Pflanzenheilkunde diese Philosophie eine Rolle, aber in erster Linie müssen wir heute davon ausgehen, daß die im Wirkstoffring der Pflanze vorhandenen Substanzen ihre ganz bestimmte Anlaufschiene im Organismus haben und deren Anwendung Umsicht und Kenntnis der verschiedenen Wirkweisen erfordert.

- Pflanzenheilmittel dürfen nicht generell als harmlos und nebenwirkungsfrei eingestuft werden, nur weil sie natürlich oder natürlichen Ursprungs sind. Die verbreitete Ansicht, daß aus der grünen Apotheke der Natur nur Gutes und für uns Menschen Nützliches stammt, bedarf dringend einer sachlichen Korrektur.

Grundsätzlich gilt: Wirksame pflanzliche Heilmittel können auch unerwünschte Wirkungen nach sich ziehen. Denken wir dabei an den hochgiftigen Roten Fingerhut, aus dessen Inhaltsstoff Digitalis, ein wirksames Herzmittel, gewonnen wird. Es darf nur nach ärztlicher Anweisung dosiert und in bestimmten Fällen für einen gewissen Zeitraum eingenommen werden. In diesem Zusammenhang gilt der uralte Grundsatz der Naturheilkunde:

Die Menge macht das Gift!

Die Übergänge zwischen schädlich und nützlich sind zuweilen ein äußerst schmaler Grat.

- In ihrer Mehrzahl haben aber unsere bekannten Heilpflanzen – die Hände der Götter – *keine* schädlichen Nebenwirkungen, weder bei kurzfristiger Nutzung noch Langzeitanwendung.

Die Voraussetzung sollte jedoch sein, immer die jeweiligen Einnahmevorschriften und Mengenangaben genau zu beachten und nicht dem Irrglauben zu verfallen: Viel hilft auch viel.

An dieser Stelle muß auch darauf hingewiesen werden, daß die Phytotherapie weder über- noch unterschätzt werden darf und das volkstümliche Sprichwort:

Hilft, heilt, schadet nie ... nur bedingt zutrifft.

Auf das Blauöl der gewöhnlichen Kamille reagieren zum Beispiel manche Menschen allergisch und auf die ätherischen Öle des Bärenklau mit verstärkter Lichtempfindlichkeit und Hautreizungen bis hin zu schmerzhaften Verbrennungen. Ebenso sollten die bekannten pflanzlichen Abführmittel Aloe, Sennesblätter und Faulbaumrinde nicht als unbedenklich eingestuft und zeitlich unbegrenzt verwendet werden. Sie sind der gelegentlichen Einnahme vorbehalten. Anderenfalls kann es zu chronischen Schäden der Darmschleimhaut kommen, und letztendlich läuft die erwünschte natürliche Regelung der Darmtätigkeit vollends aus dem Ruder, indem der Darmtrakt ohne den Beistand der Mittel nicht mehr auskommt.

Anhand dieser wenigen Beispiele wird den Gegnern der Pflanzenheilkunde eines ihrer wichtigsten Argumente aus der Hand genommen, das da lautet: Was die gewünschte Wirkung erbringt, besitzt auch Nebenwirkungen. Hiermit wird die nicht vorhandene Nebenwirkung zum Beweis für die mangelnde Wirksamkeit herangezogen!

Gott sei Dank wird die Zahl derer, die der Heilkraft aus der grünen Apotheke jede Wirksamkeit absprechen, ständig geringer. Die zahlreichen und zum Teil schwerwiegenden Nebenwirkungen der chemisch hergestellten Medikamente fördern diesen Umdenkungsprozeß in der Ärzteschaft stetig.

Zu der realistischen Einordnung der Pflanzenheilkunde und ihres breitgefächerten Wirkungsspektrums gehört aber unbedingt, jede fanatische Überschätzung zu vermeiden. Das heißt zum Beispiel, im Falle einer akuten Lungenentzündung sind die »schweren Geschütze« der chemisch hergestellten Medikamente – wie ein Breitbandantibiotikum – unverzichtbar, der nachweisbar antibiotisch wirkende Meerrettich reicht nicht aus.

– Die Pflanzenheilkunde kann jede medizinisch notwendige Behandlung ergänzen, begleiten und unterstützen, ordnend auf den gesamten Organismus einwirken und auf diese Weise dem Entstehen einer schweren Erkrankung mit chronischem Verlauf vorbeugen.

Im Verlauf ihrer langen Geschichte hat sich die Phytotherapie vorwiegend in der Behandlung nervöser, funktioneller und chronischer Leiden bewährt. Im Rahmen der »Volksmedizin« kommt ihr gegen viele kleine und größere Entgleisungen des körperlich-seelischen Gleichgewichts mehr denn je zuvor eine ganz entscheidende Bedeutung zu. Aber doktern Sie, liebe Leserinnen und Leser, bei anhaltend unklaren Beschwerden nicht längerfristig und in Eigeninitiative an sich oder Familienmitgliedern herum. Entgegen vieler Vorstellungen und Erwartungen ist gegen so manche Erkrankung leider kein Kraut gewachsen und ärztlicher Rat angezeigt.

Einnahmedauer

Da pflanzliche Arzneien sehr unterschiedlich wirken, haben Heilkundige einige Regeln über die durchschnittliche Einnahmedauer aufgezeigt.

1. Kuren mit Frischpflanzensäften oder Tees sollten 4 - 6 Wochen lang dauern. Nach einer Unterbrechung kann die Behandlung wieder fortgesetzt werden.

2. Therapien mit anderen pflanzlichen Arzneien wie Tropfen und Tinkturen können über mehrere Monate durchgeführt werden. In Zweifelsfällen fragen Sie bitte den Hausarzt.

3. Manche pflanzlichen Arzneien zeigen eine spontane Wirkung, die den chemischen Präparaten annähernd vergleichbar ist. Andere, insbesondere milde Präparate, benötigen in der Regel Tage und Wochen, bis die erwünschte Umstimmung des Körpers gelingt. Deshalb ist häufig viel Geduld erforderlich. Das gilt vor allem für Pflanzenheilmittel bei rheumatischen Beschwerden.

4. Eventuelle Nebenwirkungen und Beobachtungen von Besonderheiten während der Einnahme sollten nach Möglichkeit schriftlich festgehalten und dem Hausarzt oder Therapeuten mitgeteilt werden. Daraus kann sich womöglich eine Veränderung der Einnahmegewohnheiten oder die Umstellung auf ein anderes Präparat ergeben.

Falls Sie Heilpflanzen und -kräuter zum eigenen Gebrauch sammeln möchten, benötigen Sie zuvor gründliche Kenntnisse über Erntezeiten, die Aufbereitung und Aufbewahrung.

Beachten Sie bitte: Nur gesunde Pflanzen sind für die Stabilisierung und Erhaltung Ihres Wohlbefindens geeignet! In der Nähe von Industrieanlagen mit kontaminierten Böden oder an bleiverschmierten Straßenrändern und Wiesenrainen sind diese Voraussetzungen mit Sicherheit nicht gegeben. Die geernteten Pflanzen können eher schaden als nutzen. Aus diesem Grunde werden Heilpflanzen und -kräuter von den professionellen Herstellern unter besonders günstigen Bedingungen angebaut, meistens ohne künstlichen Dünger und Unkrautvernichter herangezogen sowie nach strengen Qualitätsmerkmalen geerntet. Leider kann uns die »freie Natur« diese Vorgaben nicht oder kaum mehr bieten.

Viele Heilkräuter sind hervorragende Würzmittel, dienen Ihrer Gesundheit und können Ihren Speiseplan bereichern. Gewürzpflanzen sind auf Wochenmärkten günstig zu haben. (Kaufen Sie nur Produkte aus biologischem Anbau.) Bedenken Sie immer, daß Heilpflanzen – die Hände der Götter – viele Mißempfindungen und Alltagsbeschwerden heilen, lindern und den Gesundungsprozeß nach Krankheiten günstig beeinflussen können. Sie sind jedoch keine geeigneten Stellvertreter für notwendige medizinische Maßnahmen wie Impfungen, Operationen oder vom Arzt verordnete, chemisch-synthetische Arzneimittel! Vor allem können sie keine gründliche ärztliche Diagnose ersetzen!

Wer sensibel in sich hineinhört, spürt genau, wann der Zeitpunkt gegeben ist, ärztlichen Rat in Anspruch zu nehmen. Es ist deshalb nicht ratsam, häufig sogar gefährlich, mit selbstgeschneiderten Rezepturen gegen einzelne Ventilsymptome vorzugehen. Selten kommt ein solches als Ausdruck der Fehlregulation im Organismus allein daher, sondern zeigt an, daß die ganzheitliche Balance von Körper, Geist und Seele entgleist ist und neu geordnet werden muß. In den meisten Fällen schafft eine ärztliche Diagnose Klarheit.

– Die Grenzen der Selbstmedikation mit den traditionellen Heilmethoden der Phytotherapie sind dann erreicht, wenn fremdartige und besorgniserregende Symptome sowie eine Verschlechterung des Befindens auftreten.

Ohne die Aktivierung des inneren Arztes ist jedoch weder Vorsorge noch Vorbeugung möglich. Gesund und leistungsfähig können sich nur die Menschen erhalten, die sensibel spüren und genau wissen, was sie krank macht. Bereits Erasistratos hat im Jahre 250 v. Chr. die hochaktuelle Meinung vertreten, daß es besser sei, Krankheiten gar nicht erst entstehen zu lassen, als sie mühsam zu bekämpfen. Dazu ein ganz banales Beispiel aus dem Küchenalltag. Wenn Sie Ihren Gänsebraten mit Beifuß und/oder Wermut würzen, dann werden Sie den Gaumenschmaus nicht nur genießen, sondern ihn auch trotz seines hohen Fettanteils weitaus besser vertragen. Tun Sie es nicht, weil Sie die Geschmacksrichtung der Gewürze ablehnen oder deren Wirkung nicht kennen, können Sie – je nach Veranlagung – früher oder später durch den Genuß fettreicher Ernährung Gallenprobleme bekommen. Und die sind dann leider nicht mehr mit einer Gabe von Gewürzen zu beheben.

Kommen wir zu der Phytotherapie zurück und versuchen, die Einwirkung von Pflanzen auf den menschlichen Körper erst einmal grob einzuteilen. Dabei ergeben sich drei Gruppen:

1. Nahrungspflanzen
2. Heilpflanzen
3. Giftpflanzen

Da die Übergänge fließend sind, erlauben sie häufig keine klare Zuordnung.

Nahrungspflanzen verhalten sich mehr oder minder neutral. Sie können verzehrt oder in Form von Pflanzensäften getrunken werden. Hier gilt die Bezeichnung »Lebensmittel«.

Heilpflanzen nehmen ihren Einfluß auf unterschiedliche Körperfunktionen. Sie unterstützen Gewebe und Organe bei der Erfüllung vieler biologischer Aufgaben. Heilpflanzen zählen zu der sogenannten »traditionellen Medizin«, der Phytotherapie.

Giftpflanzen führen zu gesundheitlichen Beeinträchtigungen, schaden also dem Körper, wobei in den meisten Fällen die Dosis über die Giftigkeit entscheidet.

Es gibt Pflanzen, die in jeder der drei Gruppen aufgeführt sein könnten, zum Beispiel die Bohne. Bei den meisten Sorten eignen sich nicht alle Pflanzenteile, da sie teilweise nützlich aber auch giftig sind. In ähnlicher Weise stellt sich unsere Kartoffel dar. Außerdem gibt es Pflanzen, deren verschiedene Teile sehr gegensätzliche Verwendungsbereiche aufweisen, wie etwa der Lein. Seine Fasern gelangen in die Textilindustrie, die Samen dienen bekanntlich der Ernährung. Sie merken, liebe Leserinnen und Leser, die Einteilung der Pflanzen in drei Gruppen stellt nur einen groben Leitfaden dar. Es gibt eben Pflanzen, die sich als Lebensmittel, Grundstofflieferanten für Arzneien oder auch als Kosmetikum eignen, aber ebenso auch solche, die nur in einer ganz bestimmten Form und Zubereitung brauchbar sind. Im Umgang mit den Händen der

Götter spielte seit jeher die Erfahrung eine entscheidende Rolle. Heute muß die Phytotherapie für Verbraucher und Patienten erneut verständlich aufbereitet werden, weil der Erfahrungsschatz häufig verlorenging. Eine weitere wichtige Voraussetzung für den sinnvollen Umgang mit Heilpflanzen und deren spezifischen Zubereitungen ist, den eigenen Körper als ganzheitlichen Systemverbund mit einer Vielzahl von Funktionen zu verstehen, um ihn mit Hilfe der Phytotherapie sensibel und zielgerichtet dabei zu unterstützen, sich selbst zu helfen.

Preßsaft aus frischen Heilpflanzen ist Natur pur

Professor Dr. Bernhard Naunyn gehörte Ende des 19. Jahrhunderts zu den Mitbegründern des ersten Archivs für experimentelle Pathologie und Pharmakologie. Zugleich werden ihm – was kaum bekannt ist – beachtliche Forschungsergebnisse auf den Gebieten Blutzucker, Gallensteine und Krebserkrankungen zugeschrieben. Aber ein Ausspruch von ihm blieb bis zum heutigen Tage unvergessen: »Ohne die Kräuter möchte ich kein Arzt sein.«

Eine Wiederbelebung dieser alten Tugend wünschen sich heutzutage ungezählte Menschen vom Medizinbetrieb, weil sie sich vom Boom der chemisch hergestellten Medikamente überrollt, verunsichert und auch häufig verängstigt fühlen.

Auch im Verlauf des 20. Jahrhunderts gab es immer wieder Ansätze, sich dem allgemeinen Trend der Hochschulmedizin zu widersetzen und auf die altbewährten Heilweisen aus der grünen Apotheke aufmerksam zu machen.

»Heilmittel wie frischgepreßte Pflanzensäfte sind deshalb beim Menschen wirksam, weil sie sich schon einmal bewährt haben, und zwar im Lebensgeschehen der Pflanze.« Diesen Grundsatz verfolgte der Schweizer Pflanzenforscher und Apotheker Dr. Walther Schoenenberger mit unermüdlichem Engagement in mehr als einem halben Jahrhundert seines Lebens. Er war fest davon überzeugt, daß die Anwendung der Säfte aus Frischpflanzen wie kaum

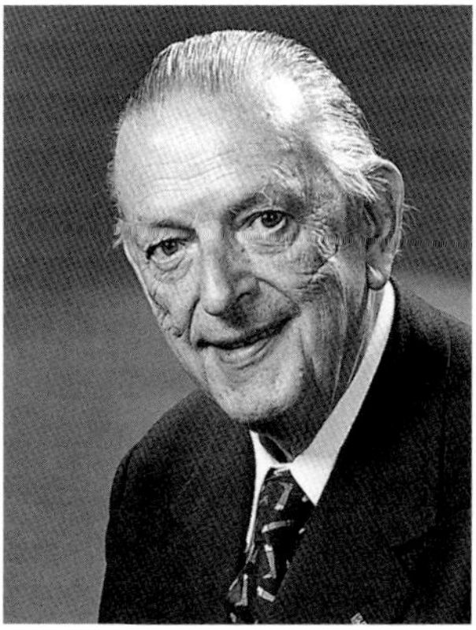

ein anderes Mittel unserer Zeit dazu geeignet wären, erfolgreich gegen das Entstehen von Zivilisationserkrankungen, Abnutzungs- und Alterungserscheinungen vorzugehen.

»Laßt das Natürliche so natürlich wie möglich!«

forderte Walther Schoenenberger und wurde damit zum »Weisen von den Pflanzen«. Der so benannte Nestor dieser Art der Pflanzenheilkunde machte diesen Leitsatz zum Inhalt seines Lebens und Wirkens.

Es ist an der Zeit, uns auf die Natur und ihre seit Jahrtausenden bewährten Heilmittel zu besinnen. Dies gilt nicht nur, weil das allgemeine Unbehagen gegen die Tablettenflut aus der Retorte stetig wächst, sondern weil diese Art der Medikation gegenüber den sanften Heilweisen aus der grünen Apotheke zumeist mit erheblichen Nebenwirkungen und Abhängigkeiten einhergeht.

Wer sich beispielsweise gestreßt, nervös und unruhig fühlt, sollte lieber vor dem Schlafengehen frisch gepreßten Baldriansaft trinken und die gewohnte Tablette vergessen. Wie wichtig dieses Umdenken im Sinne der eigenen Gesundheitsvorsorge sein kann, beweist der Ausspruch eines Arztes, der bei der Beratung des neuen Arzneimittelgesetzes feststellte: »Hätten die Frauen Baldriansaft genommen, hätte es nie einen Contergan-Fall gegeben.« Der Tragweite dieser Aussage ist nichts hinzuzufügen. Trotzdem kann sie das Leid der betroffenen Menschen nicht mehr rückgängig machen. Die ganz natürliche schlaffördernde Wirkung des Baldrians führt nicht zur »Narkose«, wie dies bei massiv wirkenden chemischen

Präparaten zu erwarten ist, sondern zu gesundem, tiefen Schlaf. Der Wunsch nach den rasch und sicher wirkenden modernen Medikamenten läßt nicht nur die Kassen der Apotheken klingeln, es ist schließlich auch äußerst bequem, lästige Schmerzen und jedes Unbehagen mit rasch wirkenden Medikamenten loszuwerden. Mittlerweile gibt es in Deutschland 800.000 Tablettenabhängige, etwa zwei Drittel davon sind Frauen und die Dunkelziffer ist groß.

Rheuma- und Schmerzmittel sowie Psychopharmaka für die Aufmunterung und Beruhigung sind nach Untersuchungen des Bremer Instituts für Präventionsforschung und Sozialmedizin bevorzugte Präparate, die besonders schnell in die Tablettenabhängigkeit führen können. Aber noch ein weiterer Gesichtspunkt regt zum Nach- und Umdenken an: Als den Ärzten vor rund 50 Jahren mit dem Penicillin eine hochwirksame Waffe gegen bakterielle Infektionen zur Verfügung stand, war die Erleichterung kaum zu beschreiben. Endlich wurde es möglich, lebensbedrohliche Krankheiten erfolgreich in Schach zu halten. Aber schon damals bekam die verständliche Euphorie einen heftigen Dämpfer. Man stellte nämlich fest, daß es bestimmte Krankheitserreger gibt, die der »Königin der Arzneien« widerstehen, indem sie nicht reagieren, oder nach einer gewissen Behandlungsdauer resistente = widerstandsfähige Stämme bilden. Diese Wandlungsfähigkeit, Findigkeit und Hinterlist der Krankheitserreger macht eine der wichtigsten Waffen der Medizin zunehmend stumpf, und manche internationale Forscherteams prognostizieren bereits für das Ende dieses Jahrhunderts, daß die meisten herkömmlichen Antibiotika schachmatt sind.

Nun muß die chemisch-pharmazeutische Forschung mit aller Anstrengung versuchen, die Struktur der Medikamente zu verändern, damit die Krankheitserreger von völlig neuen Gegenspielern überrollt werden, die sie nicht erkennen und sofort zerstören können oder wie gewohnt die Gelegenheit nutzen, einen effektiven Schutzwall gegen die Antibiotikabehandlung aufzubauen.

Zugegeben, Antibiotika sind bei schweren bakteriellen Infektionen unverzichtbar, aber ihr häufig inflationärer Einsatz schon bei geringfügigen oder relativ harmlosen Erkrankungen hat die Entwicklung der Resistenten beschleunigt und als eine Nebenwirkung unter anderen die Bereitschaft zur Ausbildung von Pilzerkrankungen hierzulande vervielfacht.

Natürliche Heilmittel wie frischgepreßte Pflanzensäfte führen zu keinerlei Abhängigkeit oder Nebenwirkungen, auch wehrt sich der Organismus nicht wie bei der Gabe von Penicillin und seiner Abkömmlinge. Das ganze Gegenteil ist der Fall: Der Körper wird gezielt ermuntert, die natürliche Abwehrfähigkeit des Immunsystems gegen seine Feinde zu schärfen. Pflanzliche Immunstimulantien, wie zum Beispiel Echinacea purpurea = *Roter Sonnenhut* zur Kräftigung der körpereigenen unspezifischen Abwehr, haben eine unendlich lange Tradition. Zu den bekannten und bewährten Anwendungsgebieten zählen erworbene Immundefekte und zeitweilig auftretende Abwehrschwächen. Beide beruhen hauptsächlich auf einer Mangel- und Fehlernährung, Proteinverlusten sowie Stoffwechselentgleisungen durch Diabetes oder Blasen- und Leberstörungen. Abwehrschwächen werden ebenfalls durch Alkohol-, Drogen- und Medikamentenmißbrauch, ein vorgerücktes Lebensalter, anhaltenden Negativstreß und übermäßige UV-Bestrahlung favorisiert und finden eine beschleunigende Unterstützung durch:

1. Antibiotika-Behandlung
2. Strahlentherapie
3. Zytostatika
4. Operative Eingriffe
5. Immununterdrückende (immunsuppressive) Behandlungsmethoden und Kortisongaben.

Gerade weil die körpereigene Immunität wie ein brillantes Räderwerk höchster Präzision ineinandergreift und dabei jeden Computer in den Schatten stellt, können schon geringfügige Störfaktoren zu einer ganzen Reihe von Entgleisungen führen. Dazu zählen an oberster Stelle die vorgenannten Beschleuniger und die erkennbaren Folgen sind unter anderem:

- Allgemein verstärkte Infektionsbereitschaft,
- chronische und immer wieder auflebende Infekte,
- eine Disposition zu Autoimmunerkrankungen, zum Beispiel chronische Polyarthritis,
- (Das Immunsystem wendet sich gegen sich selbst.)
- verstärkte Krebsanfälligkeit.

Am Beispiel Echinacea purpurea, des Roten Sonnenhuts, wird die Überlegenheit der auf Ganzheitlichkeit ausgerichteten Phytotherapie deutlich. Um aber alle heilsamen Wirkungen auszuschöpfen, sind nach Dr. Walther Schoenenbergers jahrzehntelanger Erkenntnis folgende Vorgaben wichtig:

Nur wenige Tage im Jahr, nämlich zur optimalen Erntezeit, halten die Pflanzen ihre Wirkstoffe im günstigsten Verhältnis zueinander bereit. Genau zu diesem Zeitpunkt sollen die Heilpflanzen geerntet, verarbeitet sprich gepreßt und binnen weniger Stunden in Flaschen abgefüllt werden.

Daß der Wirkstoffgehalt laufend in modernen Labors kontrolliert wird, ist selbstverständlich. Diese Heilpflanzensäfte enthalten weder Konservierungsmittel noch chemische Zusätze wie Zucker oder Alkohol. Sie werden ohne jedes Lösungsmittel gewonnen und lediglich durch eine Kurzzeiterhitzung (Uperisation) keimfrei gemacht. Deshalb sind diese Pflanzensäfte in der verschlossenen Packung auch jahrelang haltbar.

Walther Schoenenbergers Grundsatz:

»Laßt das Natürliche so natürlich wie möglich,«

wird vom Zeitpunkt der Aussaat und Pflege der angebauten Heilpflanzen – ohne jegliche chemischen Düngemittel und Unkrautvernichter – bis zur Ernte, Pressung und Verpackung peinlich genau eingehalten, und das schon seit mehr als 60 Jahren. Im sogenannten »Biokreislauf« werden die Reste aus dem Verarbeitungsprozeß wieder auf die Felder gebracht und auf diese Weise geschieht eine Kompostierung, die der folgenden Aussaat zugute kommt.

Der Unterschied zu anderen Zubereitungsarten der Produkte aus der grünen Apotheke besteht bei Frischpflanzensaft darin, daß der Gesamtkomplex oder die im sogenannten »Wirkstoffring« der Pflanze eingebundenen Substanzen unverändert, das heißt weder verdünnt, noch getrocknet oder auch durch besondere Maßnahmen des Extrahierens in seiner natürlichsten Form vorliegt.

Jahrzehnte hindurch mußte Walther Schoenenberger um die Anerkennung seiner Vision zum Wohle Gesunder und Kranker kämpfen, bis endlich im Jahre 1961 mit Bundestagsbeschluß »... Preßsäfte aus frischen Pflanzen ...« im neuen Arzneimittelgesetz als Heilmittel anerkannt wurden. Diese Krönung seines Lebenswerks wurde nach § 25, Abschnitt 7 AMG im Verlauf des Jahres 1976 durch das

Bundesgesundheitsamt erweitert. Damals kam es zu dem Beschluß, das wissenschaftliche Erkenntnismaterial für nichtverschreibungspflichtige Arzneimittel durch eine unabhängige Expertenkommission aufzubereiten und die Ergebnisse bekanntzumachen. Die umfangreichen Prüfungen dieser »Kommission E« mündeten in sogenannte Stoffmonographien ein, wurden im Bundesanzeiger veröffentlicht und hatten nun Gesetzescharakter. Sie umfassen zahlreiche Angaben über die Stammpflanze, deren Wirkstoffe, Anwendungsgebiete, Gegenanzeigen und Nebenwirkungen sowie Wechselwirkungen mit anderen Medikamenten und die jeweilig wirksame Dosierung.

Frischpflanzensäfte nach Apotheker Schoenenberger entsprechen dem aktuellen Kenntnisstand der Naturheilkunde und haben als bewährte Phytotherapeutika Eingang in maßgebliche Lehrbücher für diese ganz besondere Therapieform gefunden (zum Beispiel Professor R. F. Weiß). Wegen ihrer guten Verträglichkeit für Magen und Darm, die gezielte Wirkung auf Organe und Gewebe finden Frischpflanzensäfte in der naturheilkundlich orientierten Praxis breite Anwendung. Selbst in den vom Gesetzgeber geforderten Stoffmonographien wird in zahlreichen Fällen Frischpflanzenpreßsaft empfohlen. Dies gilt unter anderem für Artischocke, Baldrian, Birke und Schwarzrettich.

Empfindliche Patienten sollten wegen der Verträglichkeit den reinen Pflanzensaft mit der fünf- bis sechsfachen Menge Wasser, Frucht- oder Gemüsesaft verdünnen. Angebrochene Flaschen sollten unbedingt fest verschlossen und im Kühlschrank aufbewahrt werden, dann liegt die Haltbarkeit etwa bei 14 Tagen.

Wegen ihrer bevorzugt ordnenden und vorbeugenden Wirkung werden Frischpflanzensäfte vorwiegend bei Befindlichkeitsstörungen angewandt, die der üblichen Routinediagnostik noch nicht zugänglich sind. Insbeson-

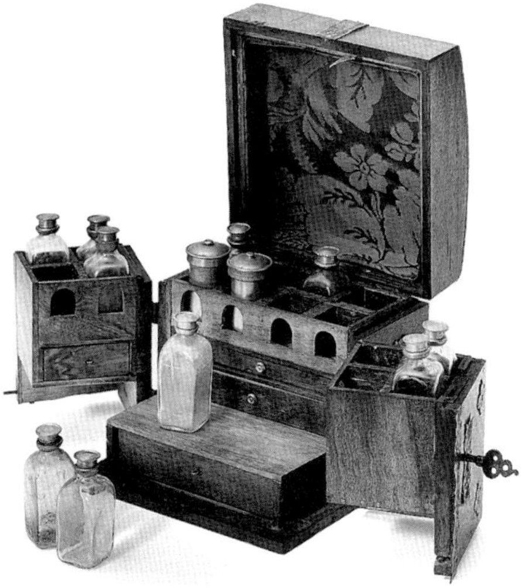

Alte Apotheke

dere im weiten Feld der Grauzone zwischen noch nicht krank, aber dennoch nicht gesund genug, sind Präparate mit Pflanzenwirkstoffen gefragt, denn viele Erkrankungen beginnen schleichend. Das bedeutet, sie sind maskiert und häufig treten daneben psychische Signalsymptome auf. Solche Befindlichkeitsstörungen werden in ungezählten Fällen als »rein funktionell«, »psychosomatisch« oder auch mit dem Begriff »vegetative Dystonie« abgetan und hiermit die Klagen der Betroffenen verharmlost. Daraufhin beginnt häufig ein Irrweg durch mehrere Arztpraxen und der endet nicht selten mit dem Vermerk »Problempatient«. Damit ist das Maß der Verwirrung und Enttäuschung, nicht ernst genommen zu werden, voll. Gerade dann, wenn sich einige oder mehrere Funktionen des ganzheitlich konzipierten menschlichen Organismus von biologischen Regeln und Abläufen nach und nach entfernen, brauchen sie den Beistand der Natur.

Frischpflanzensäfte sind ideale Hilfen, um:

1. Die natürlichen Abläufe im Körper anzuregen.
2. Die Abwehrfähigkeit und Selbstheilungskräfte zu stärken.
3. Die Anpassung an Belastungen zu fördern.
4. Mangelerscheinungen auszugleichen.
5. Organfunktionen zu verbessern.
6. Das Entstehen sowie die Ausbreitung von Krankheiten zu verhüten.
7. Das Allgemeinbefinden deutlich anzuheben.

Die Wirksubstanzen der Heilpflanzen zur Anregung, Stärkung und zum Schutz liegen in Preßsäften als Natur pur vor. In der Volksmedizin waren die heilsamen Wirkungen immer bekannt und wurden von Generation zu Generation weitergegeben. Nur die moderne Medizin lehnte im Lauf ihrer rasanten Entwicklung die Substanzen aus der grünen Apotheke zuweilen äußerst hartnäckig als unwirksam ab. Dies lag nicht zuletzt an den teilweise mittelalterlich anmutenden Namen der Pflanzen wie etwa Schlangenwurz, Mönchspfeffer, Pestwurz oder Güldenkraut. Der Stellenwert der Heilpflanzen litt auch darunter, daß es sich dabei um viele bekannte Unkräuter wie Huflattich, Löwenzahn oder Brennessel handelt.

Es zählt zu den großen Verdiensten des Schweizer Pflanzenforschers und Apothekers Walther Schoenenberger, daß die altbewährten Heilweisen gerade so einfacher Mittel wiederentdeckt wurden. Heute stehen die Preßsäfte in Reformhäusern und Apotheken von A wie Artischocke bis

Z wie Zinnkraut ganzjährig bereit, um die wertvollsten Gaben der Natur zur Vorbeugung von Krankheiten und zur Wiedergenesung zu nutzen.

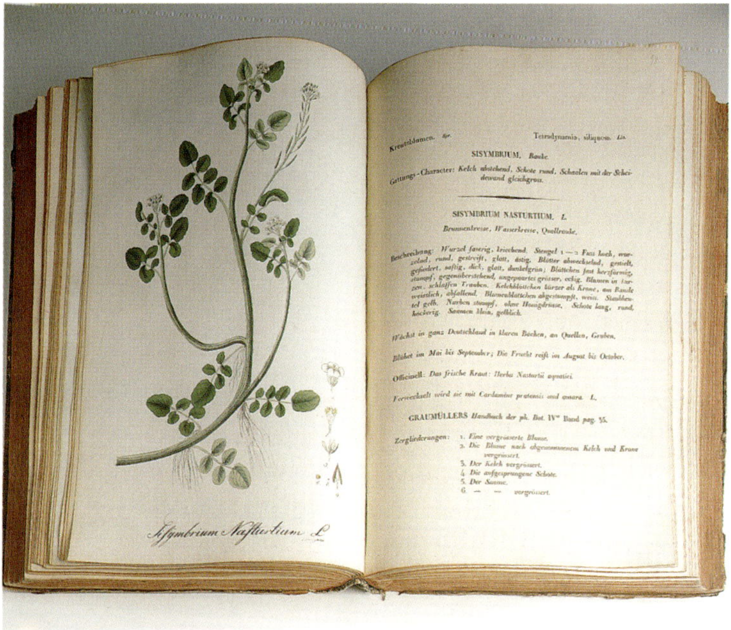

Altes Kräuterbuch

Argumente für die Selbstmedikation

1. Da selbstverordnete Medikamente auf eigene Rechnung gehen, wird sorgsam maßgehalten, ein Mißbrauch also nicht gefördert. Gewöhnung und Abhängigkeit sind nicht zu befürchten, weil die Inhaltsstoffe von heilkräftigen Pflanzen nicht über ein solches Potential verfügen.

2. In der Regel werden Anwendungsvorschriften und etwaige Warnungen bei der Selbstmedikation sehr genau beachtet. Wirkungsverständnis und Dosierungsbewußtsein sind bei Menschen, die Selbstmedikation betreiben, wesentlich ausgeprägter als bei solchen, die Anwendungsvorschriften des Arztes blind befolgen. Deshalb ist Therapietreue ein Merkmal der Selbstmedikation.

3. Eine Selbstbehandlung geschieht in den meisten Fällen nicht dauerhaft und wird von der Selbstverantwortung bestimmt. In Zweifelsfällen wie bei unklaren Symptomen und der Verschlechterung des Befindens wird ärztlicher Rat eingeholt.

4. Die Forderung, in geeigneten Fällen wirksame aber unschädliche Präparate aus der grünen Apotheke zu verwenden, klingt nicht nur vernünftig, sie ist auch unter dem Gesichtspunkt dringlicher Einsparungen im Gesundheitswesen ein Gebot der Stunde. Dieses könnte zeitgemäß folgendermaßen lauten: Vor die Therapie haben die Götter eine verantwortungsbewußte Vorbeugung gesetzt ... und dabei stehen uns die Hände der Götter in vielfältiger Weise zur Seite. Nehmen wir also dieses Angebot ernst.

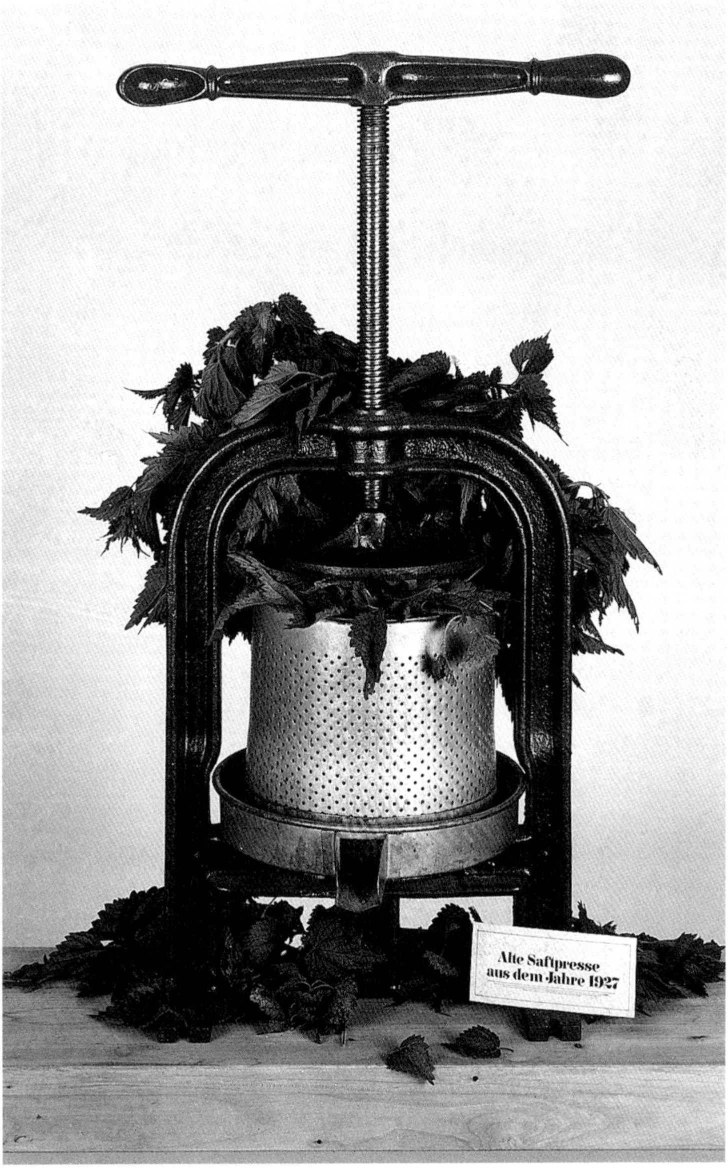
Alte Saftpresse
aus dem Jahre 1927

Leben heißt atmen – Vorbeugung und Behandlung von Atemwegserkrankungen

Vom ersten Schrei eines neugeborenen Kindes bis zum letzten Atemzug des Menschen ist der Sauerstoff die wichtigste Energiequelle. Eine ganz banale Erklärung unterstützt diese Behauptung:

- Der Organismus kann bis zu 30 Tagen ohne feste Nahrung, bis zu 3 Tagen ohne Flüssigkeit, aber höchstens 3 Minuten ohne Sauerstoff auskommen, da alle elementaren Funktionen an die Atmung gebunden sind.

Der menschliche Körper benötigt eine unablässige Sauerstoffversorgung, damit der Stoffwechsel in Zellen und Geweben störungsfrei funktionieren und eine ständige Umwandlung von Nahrungssubstanzen in Energie erfolgen kann. Luftsauerstoff gelangt mit der Atemluft über Mund, Nase und den Rachenraum in die Luftröhre. Von dort nimmt er seinen Weg zum Bronchialgeäst, das direkt in die Lunge führt. Dieses verzweigt sich in zarte Bronchiolen, an deren Enden insgesamt etwa 300 Millionen Lungenbläschen, die Aveolen, zu finden sind. Sie bilden in Gemeinsamkeit eine große Oberfläche aus feinstem Gewebe. Damit wird gewährleistet, daß der lebenswichtige Sauerstoff in den Blutkreislauf gelangen kann und ebenfalls Kohlendioxid mit Hilfe der Ausatmung wieder hinausbefördert wird.

Die Atmung ist aber viel mehr als nur ein simpler Gasaustausch. Alle an ihr beteiligten Organe wirken wie ein Filtersystem, das die Natur zwischen Umwelt und Körper beziehungsweise sein »Innenleben« geschaltet hat. Auf diese Weise besteht die natürliche Aufgabe der Atemorgane darin, neben der Aufnahme von Sauerstoff und der Ausscheidung von Kohlendioxid ungebetene Schadstoffe und Krankheitserreger abzufangen und zu stoppen.

Die Atemluft besteht bekanntlich nicht allein aus Gasen wie Sauerstoff und Stickstoff. Sie enthält Wasserdampf, Schmutz- und Staubteilchen, Rauchpartikel, Bakterien, Allergene, Pilzsporen und weitere Keime. Außerdem ist unsere Atemluft in den Ballungsgebieten buchstäblich von Industrie- und Autoabgasen geschwängert. Niemand vermag genau zu sagen, in welchem Umfang diese giftigen Abgase und weitere Belastungen der Atemluft für den Anstieg der Atemwegserkrankungen verantwortlich zu machen sind. Es gibt bis heute leider keine exakten Studien, sondern nur Spekulationen und Erfahrungswerte. Letztendlich bedarf es längerfristiger und sehr kostenaufwendiger Forschungen, um die Abwehrfähigkeit der körpereigenen Reparaturmechanismen im Atemraum genau zu untersuchen. Allein auf dieser Grundlage sind Aussagen darüber möglich, ob und wie lange die hochempfindsamen Atemwegsorgane den unterschiedlichen und ständig wachsenden Belastungen standhalten und als Vorposten des Abwehrsystems ihre Aufgabe wahrnehmen können. Sind die Abwehrmechanismen gelegentlich oder andauernd überfordert, bleiben Krankheitserreger und viele ungebetene Gäste buchstäblich »in der Nase kleben« oder »im Halse stecken«, weil sie nicht ordnungsgemäß unschädlich gemacht und hinausbefördert werden. Mit etwa vierzig Quadratmetern Schleimhautoberfläche und durch die Besiedelung mit schleimhauteigenen Makrophagen (Freßzellen) sind die Atemwege in der Lage, Eindringlinge aus der Luft und ungezählte Krankheitserreger zu eliminieren. Durch den Säure- beziehungsweise Schleimmantel, Haare und Drüsen sowie einen regelrechten Bakterienrasen sind die Bronchialschleimhäute für ihre Schutzaufgabe vortrefflich gerüstet. Im Mund- und Rachenraum sorgen mehr als 50 Millionen gutartiger Bakterien für die Abwehr von Infekten, Allergenen, zahllosen Staubteilen und anderen Fremdpartikeln.

Versagt diese hochspezialisierte Abwehr, kennen wir das Ergebnis nur allzu gut: Eine triefende Nase, Heiserkeit, Husten und häufig Halsschmerzen. Diese banalen Erkältungssymptome sind seit eh und je eine erklärte Domäne der Selbstbehandlung. Die Naturheilkunde bietet neben Umschlägen, Schwitzkuren, Wasseranwendungen und Wärmebehandlungen traditionsgemäß eine Reihe von bewährten Heilpflanzen an, die zur Vorbeugung und Linderung der Beschwerden in Form von frischen Preßsäften zur Verfügung stehen.

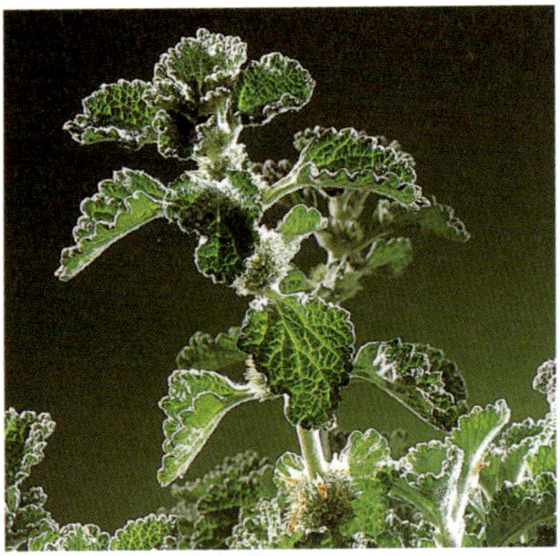

Andorn

Marrubium vulgare

In einem Kräuterbuch aus dem Jahre 1874 steht über diese Heilpflanze aus der Familie der Lippenblütler zu lesen:

»*Sie ist als kräftig wirkendes Arzneimittel schon sehr lange bekannt und wirkt namentlich bei Brustverschleimung, befördert den Auswurf und hilft gegen kurzen Athem.*«

Die weißblühende taubnesselähnliche Staude enthält Bitterstoffe und gerbstoffhaltige ätherische Öle. Dem Andornkraut wurden bereits vor über 100 Jahren vielerlei reinigende und entgiftende Fähigkeiten zugesprochen, die neben seiner natürlichen Wirksamkeit im Bereich der Atemwege auch bei Blähungen, Völlegefühl und allgemeinen Verdauungsbeschwerden noch heute Anwendung finden.

Brunnenkresse

Nasturtium officinale

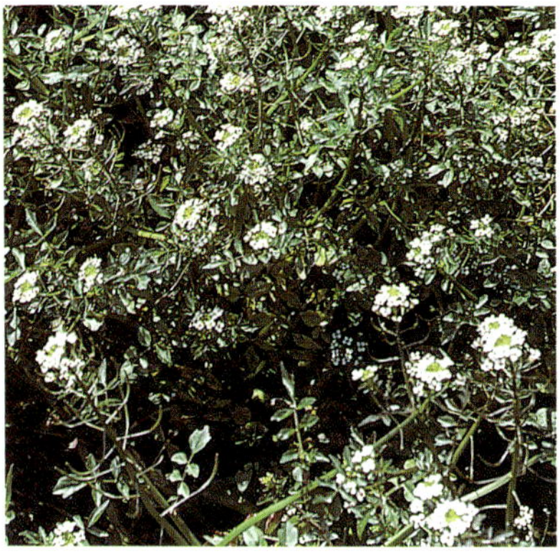

Brunnenkresse heißt im Volksmund »Bittersalat« und wird in der Küche verwendet. Die etwa 30 bis 90 cm lange und flachliegende Pflanze überzieht den Boden mit einem dichten Teppich. In der freien Natur bevorzugt sie langsam fließendes Wasser als Standort. Brunnenkresse darf keinesfalls mit der Gartenkresse *(Lepidium sativum)* verwechselt werden, die sich als Würz- und Salatpflanze, vor allen Dingen wegen ihres hohen Vitamin-C-Gehaltes, großer Beliebtheit erfreut. Die Brunnenkresse wird als ganze frische Pflanze zu Preßsaft verarbeitet. Einige Teemischungen enthalten zwar auch getrocknete Brunnenkresseblätter, da aber hauptsächlich der Inhaltsstoff *Senföl* für die Heilwirkung bei Erkältungskrankheiten verantwortlich gemacht wird, ist diese Darreichungsform sehr umstritten, denn Senföl büßt beim Trocknen seine Wirkung weitgehend ein. Die Anwendungsgebiete des Preßsaftes aus der frischen blühenden Kresse sind Katarrhe der oberen Luftwege. Andorn und Brunnenkresse wirken gemeinsam desinfizierend und entzündungshemmend, sowohl in der Vorbeugung als auch Behandlung von Störungen und Anfälligkeiten im Rachenraum.

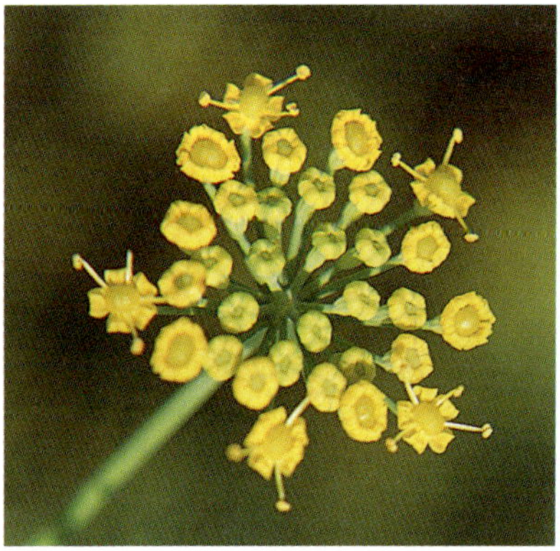

Fenchel

Foeniculum vulgare

Die erste Heilpflanze, mit der Säuglinge Bekanntschaft machen, ist höchstwahrscheinlich der Fenchel. Er wird in Form von Tee innerhalb der ersten Lebenswochen als Zusatzgetränk angeboten. Schon Sebastian Kneipp hat Fenchel bei Atemwegsbeschwerden bis hin zu Keuchhusten und Asthma empfohlen. Wegen des hohen Gehalts an ätherischen Ölen wird Fenchel hauptsächlich als Auswurfhilfe bei Husten und gleichzeitig als Beruhigungsmittel verwandt. Fenchel und Andorn bewähren sich außerdem hervorragend bei der Behandlung von Blähungen, Bauchschmerzen und Verkrampfungen, die mit Übersäuerung oder Durchfall einhergehen. Eine Besonderheit hat die Volksmedizin überliefert, sie empfiehlt Fenchel bei Augenentzündungen.

In Gemeinsamkeit sind Andorn und Fenchel ein unschlagbares Team bei Husten und Reizungen der Atemwege.

Holunder

Sambucus nigra

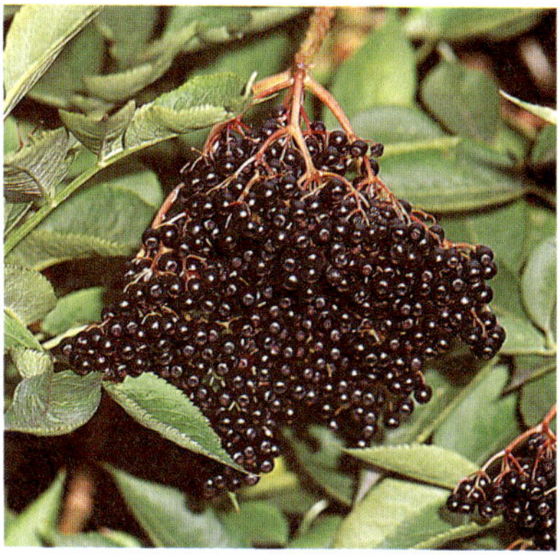

»Oh, wer zählt die Wunder alle dieses Bäumchens wohl? Rinde, Beere, Blatt und Blüte, jeder Teil ist Kraft und Güte, jeder segensvoll.« So reimte einer von vielen volkstümlichen Dichtern über den Holunderstrauch und pries sein Wirken für die Gesundheit. Noch heute wissen sehr alte Menschen auf dem Lande zu erzählen, daß man früher vor jedem Holunderstrauch den Hut zog, weil er als »lebendige Hausapotheke« betrachtet und verehrt wurde. Wegen seiner schweißtreibenden und auswurffördernden Eigenschaften tranken unsere Ahnen nicht nur Holundersaft und -tee, um grippale Infekte und Erkältungskrankheiten zu behandeln, sondern nutzten ihn auch ganz gezielt zur Vorbeugung von Halsentzündungen. Bei allen Erkrankungen der Atemwege gurgelten sie mit Holundertee. Heute gibt es frischen Preßsaft aus vollreifen Holunderbeeren ohne Zuckerzusatz. Er eignet sich zur Abwehrsteigerung gegen alle Infektionen und Erkrankungen des gesamten Atemwegsystems, wirkt schweißtreibend und verstärkt die Bronchialsekretion.

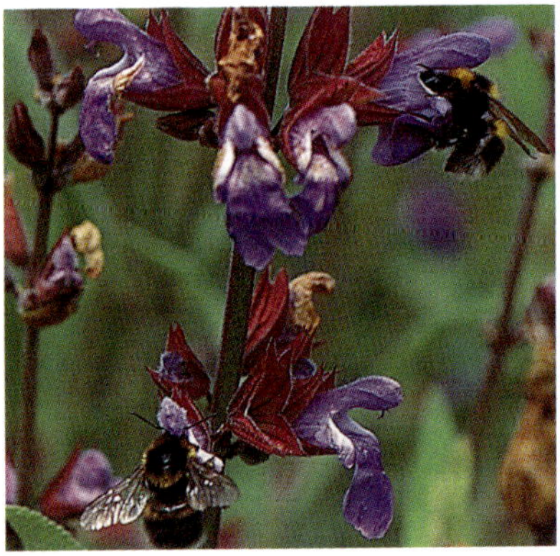

Salbei

Salvia officinalis

»Was braucht ein Mensch zu sterben, wenn Salbei in seinem Garten wächst ...« heißt es in einem römischen Aphorismus. In der Tat, im Altertum und noch im Mittelalter galt Salbeikraut als ein wahres Wundermittel, das »fast alle Krankheiten heilt«. Wild wachsender Salbei in unseren Breiten besitzt keine ausreichende Qualität. Die mehrjährige, sehr anspruchsvolle Pflanze muß in Kulturen herangezogen werden, um ihre typischen Heilwirkungen entfalten zu können. Es handelt sich dabei um die keimtötenden und entzündungshemmenden Fähigkeiten der Arzneipflanze bei Infektionen im Mund-, Hals- und Rachenraum. Erkältungen, Angina, aber auch Mund- und Zahnfleischbluten werden traditionell mit Salbei zum Gurgeln und Einnehmen behandelt. Sein ausgeprägt bitterer Geschmack weist auf seinen hohen Anteil an Bitterstoffen hin. Aus diesem Grunde wirkt Salbei auch tonisierend, stärkt den Magen und verbessert den Appetit.

Dazu ein wichtiger Hinweis: Junge Mütter sollten mit Salbei vorsichtig umgehen. Er unterbindet die Milchproduktion und wird deshalb traditionell zum Abstillen verwendet.

Schwarzrettich

Raphanus sativus

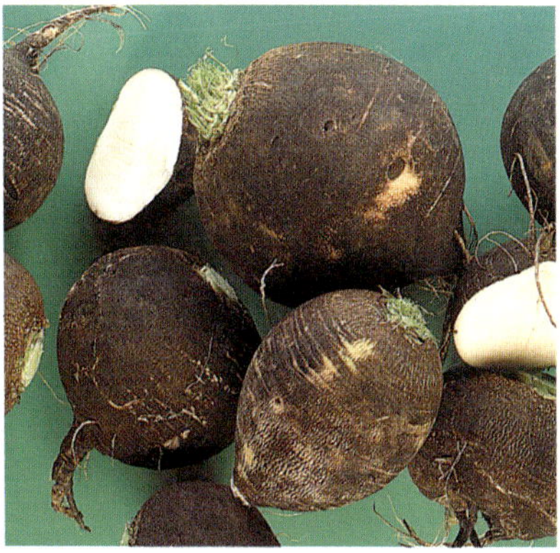

Rettich ist sowohl Heilpflanze als auch Nahrungsmittel. Aus seiner rübenähnlichen Wurzel wächst das Kraut bis zu einem Meter in die Höhe. Während der weiße Rettich vorwiegend verzehrt wird, findet in der Pflanzenheilkunde nur der schwarze Winterrettich bei Erkältungskrankheiten, Husten und Verschleimung der Bronchien Anwendung. Rettichsaft zählt zu den uralten Mitteln der Volksmedizin gegen Husten und Heiserkeit, aber er dient auch zur Vorbeugung von Gallensteinen. Fachleute behaupten, daß die relativ geringe Anzahl von Steinleiden in Süddeutschland auf den häufigen Verzehr von Rettich zurückzuführen sei.

Vorsicht: Bei akkuten Magenleiden und Gallensteinen sollte Rettichsaft wegen seiner schleimhautreizenden Wirkung nicht eingenommen werden. Zur Vorbeugung und allgemeinen Stärkung des Abwehrsystems empfiehlt sich, zweimal jährlich – insbesondere im Herbst und Frühjahr – eine dreiwöchige Kur mit dem Frischpflanzensaft des Schwarzrettichs einzuplanen.

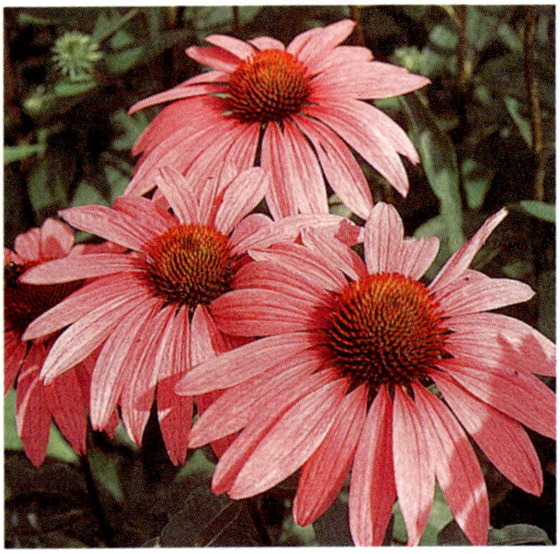

Roter Sonnenhut

Echinacea purpurea

Der Rote Sonnenhut wurde von den Ureinwohnern Amerikas viele Jahrhunderte lang als Heilpflanze genutzt. Später kam er als anspruchslose Zierpflanze und bunter Farbtupfer in unsere Gärten. Doch in der freien Natur begegnen wir ihm kaum, denn Purpursonnenhut für den therapeutischen Gebrauch wird ausschließlich in eigenen Kulturen herangezogen. Sonnenhut hat unter seinem lateinischen Namen Echinacea einen wahren Siegeszug angetreten, seit wissenschaftliche Untersuchungen zeigten, daß er gegen Viren und Bakterien wirksam vorgehen und diese abtöten kann. Das bedeutet, Echinacea wirkt immunmodulierend und stärkt die Abwehrkräfte gegen Infektionen, insbesondere im Bereich der oberen Atemwege. Hier beschützt er die auskleidenden Schleimhäute und wirkt ebenso immunstärkend auf die Schleimhäute der ableitenden Harnwege ein. Meistens haben phytotherapeutische Zubereitungen in ihrer Wirkung nicht nur ein einziges Zielorgan. Da die Schleimhäute im Mund- und Rachenraum sowie auch der Harnwege annähernd eine gleiche Struktur besitzen, kommt es durch Echinacea zu dieser großflächig angelegten Schutzfunktion und Abwehroptimierung. Sie reicht vom harmlosen Schnupfen bis hin zu immer wiederkehrenden Infekten und hat sich sogar bei lästigen Herpesbläschen bewährt. Echinacea-Frischpflanzensaft eignet sich zur Vorbeugung und gezielten Steigerung der körpereigenen Resistenz. Dies gilt vor allem in der kalten Jahreszeit, wenn der Kontakt mit erkälteten Menschen unumgänglich ist, und die Viren buchstäblich in der Luft umherfliegen.

Vorsicht: Bei fortschreitenden Systemerkrankungen wie Leukämie, Tuberkulose, Multiple Sklerose und entzündlichen rheumatischen Prozessen ist die Einnahme von Echinacea nicht angezeigt. Eine kurmäßige Anwendung mit Echinacea-Frischpflanzensaft sollte nicht länger als acht Wochen erfolgen.

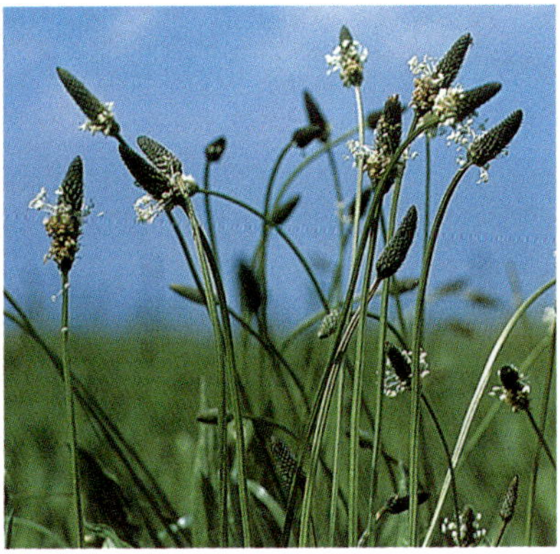

Spitzwegerich

Plantago lanceolata

Der Einsatz von Spitzwegerich hat sich an erster Stelle bei Hustenerkrankungen bewährt. Er wirkt reizmildernd, antibakteriell, entzündungshemmend und adstringierend. Spitzwegerich konkurriert hier mit dem Huflattich, wobei allerdings neben der schleimlösenden Wirkung beim Spitzwegerich eine mild-antibakterielle hinzukommt. Diese Heilpflanze wird im Volksmund auch Spießkraut und Roßrippe genannt und hat sich bei allen Entzündungen der Atemwege sowie der Mund- und Rachenschleimhaut seit langer Zeit bewährt. Seine desinfizierende Fähigkeit wirkt direkt an der Ursache, nämlich den Erregern der Infektion. Die Schleimstoffe bilden eine Schutzschicht an den angegriffenen Schleimhäuten des Mund- und Rachenraums. Spitzwegerich-Preßsaft ist ein sehr gut verträgliches Heilmittel, so daß er sich auch in der Kinderheilkunde seinen festen Platz erworben hat.

Thymian

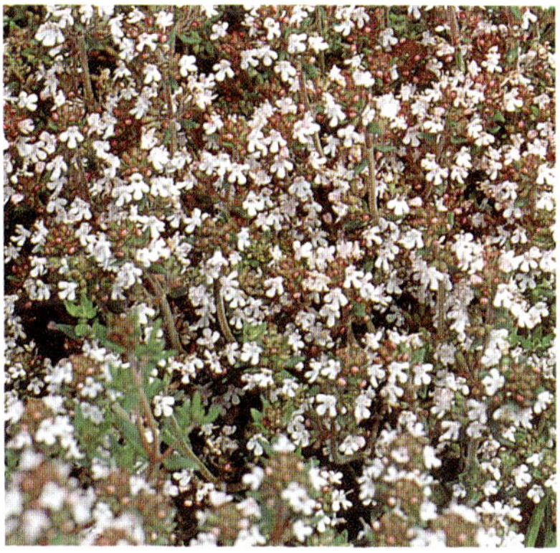

Thymus vulgaris

Der wilde Thymian gilt als das Heidekraut der Mittelmeerländer. Er wird in unseren Breiten eigens in Kulturen gezogen und seine kleinen violetten Blüten verbreiten einen angenehmen Duft. Geerntet wird nur das blühende Kraut, je zarter, desto besser. Thymian findet traditionell überall dort Anwendung, wo Organe durch ein Zuviel an Spannung aus der Kontrolle geraten sind. Darum wird er hauptsächlich bei katarrhalischen Erkrankungen der oberen Luftwege und Bronchitis eingesetzt. Thymian stellt auch bei Keuchhusten seine Wirksamkeit unter Beweis. Weil er keine Nebenwirkungen mit sich bringt, ist er ein ideales pflanzliches Heilmittel für Kinder. Der Preßsaft aus dem Thymiankraut löst zähen Schleim, erleichtert die Atmung, wirkt krampflösend und vor allen Dingen desinfizierend. In der Verwendung bei Beschwerden des Magen-Darm-Traktes wirkt Thymian geradezu gegenläufig und zwar nicht beruhigend, sondern anregend. Er eignet sich deshalb als verdauungsförderndes Mittel. In der Volksmedizin wirkt Thymian wegen seiner antibakteriellen Eigenschaften bei Entzündungen und eiternden Wunden. Er wird darum auch äußerlich angewendet.

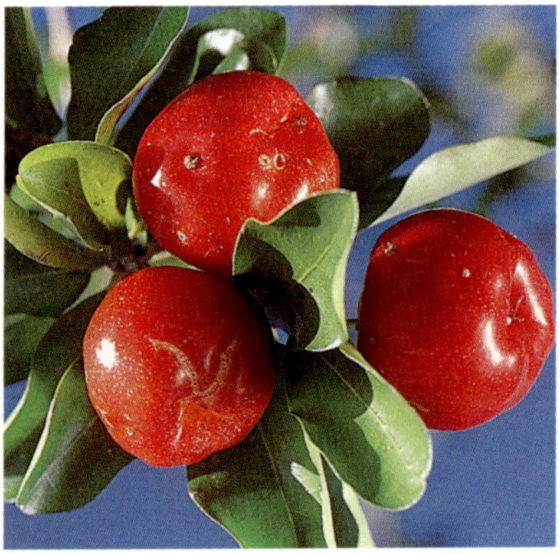

Acerola

Malpighia punicifolia

Die vorbeugenden und heilenden Wirkweisen der verschiedenen Heilpflanzen bei Atemwegs- und Erkältungskrankheiten werden durch Acerola-Saft wirksam unterstützt. Die Acerola-Kirsche, auch »Westindische Kirsche« genannt, verdankt ihren Namen der äußerlichen Ähnlichkeit mit unseren hiesigen Früchten. Sie ist für ihr außerordentlich hohes Vitamin-C-Angebot bekannt, das etwa 30mal höher liegt als bei der Zitrone.

Weil der menschliche Körper weder das lebenswichtige Vitamin C aus sich heraus aufbauen, noch größere Mengen davon in seinen Geweben speichern kann, sollte eine zuverlässige Versorgung sichergestellt sein. Dies gilt insbesondere für die naßkalte Jahreszeit, wenn Erkältungskrankheiten drohen und das Gemüse- und Obstangebot nicht ausreicht. Eine zuverlässige Vitamin-C-Versorgung ist außerdem für Raucher enorm wichtig. (Eine Zigarette verbraucht etwa 25 mg Vitamin C)

Ein Vitamin-C-Räuber der ganz besonderen Art ist Streß in seiner negativen Variante sowie starkes Schwitzen bei Sport und Spiel. Als Beweis für die Notwendigkeit eines zusätzlichen Vitamin-C-Angebotes bei Rauchern dient zum Beispiel die Betrachtung der T-Zellen im System der weißen Blutkörperchen. Sie steuern die zelluläre Abwehraktivität und reagieren direkt auf ungebetene Eindringlinge aller Art. Sind jedoch die Vitamin-C-Spiegel des Blutes niedrig – was bei fast allen Rauchern die Regel ist – können die T-Zellen ihre vielfältigen Aufgaben in der Abwehr nicht mehr ordnungsgemäß wahrnehmen. Daraufhin steigt die Anfälligkeit für Erkrankungen der Atemwege deutlich an und weitere Immunschwächen prägen sich aus. Acerola-Saft gleicht Vitamin-C-Defizite verläßlich aus und hilft dem Körper dabei, das Abwehrsystem fit zu halten. Für den persönlichen Vorsorgeplan sind folgende Überlegungen wichtig:

- Die tägliche Kost liefert ein Vitamin-C-Basisangebot, das den täglichen Bedarf einigermaßen abdeckt. Vorbeugende, sprich zusätzliche Vitamin-C-Gaben schaffen die Sicherheit, im Vorfeld von Infektionen und bei unterschiedlichen Belastungen, zum Beispiel durch anhaltenden Streß im Beruf oder bei freizeitsportlicher Herausforderung die körpereigene Abwehrfähigkeit förmlich auszupolstern.

Das Vitamin-C-Angebot des Acerola-Saftes besitzt den besonderen Vorzug einer biologischen Zusammensetzung. Das bedeutet, er enthält nicht nur Vitamin C in hoher Konzentration, sondern auch weitere natürliche Begleitstoffe wie Bioflavonoide = Pflanzenfarbstoffe. Diese fügen sich zum Vitamin-C-Komplex zusammen und sind in dieser Form deutlich effektiver als das Vitamin C allein.

Wir haben uns heute daran gewöhnt, banale Infektionen nicht ernst zu nehmen und deren Symptome zu unterdrücken. Die Vorstellung, etwa 3 Tage mit triefender Nase umherzulaufen, ist für viele einfach undenkbar. So bekämpfen wir die lästigen Symptome wie Niesreiz, tränende Augen oder auch Schluckbeschwerden, indem wir versuchen, eine Schein-Heilung herbeizuführen. Viele Schnupfenmittel bestehen unter anderem aus Adrenalinkörpern, die ein rasches Abschwellen der Schleimhäute im Nasen- und Rachenraum bewirken. Eine natürliche Schleimabsonderung wird dadurch zurückgehalten oder deutlich gehemmt. Wird der Körper diese Substanzen nicht auf natürlichem Wege los, lagert er sie ab und die Verschlackung nimmt zu. Außerdem ist damit zu rechnen, daß die nächste Infektion schneller durch die Hintertür wieder hereinkommt. Jede noch so plötzlich auftretende Erkältung braucht eine gewisse Zeit, um auszubrechen. Das heißt, wir können nicht erwarten, daß diese von heute auf morgen wieder verschwindet. Deshalb sind Ausdauer, Geduld und die sanfte Konsequenz der Heilkräuter vonnöten, um dem Organismus die Gelegenheit zu geben, in seine Ordnung zurückzufinden. Der »innere Arzt« wirkt mit Bedacht und Sorgfalt, die Überlastung der Schleimhäute im Nasen-, Hals- und Rachenraum von Grund auf zu regenerieren. Im übrigen vertreten Naturheilärzte und Ganzheitsmediziner die Meinung, bei Erkältungserkrankungen den Darm gleich mitzubehandeln. Eine generelle Überlastung aller Schleimhäute des Körpers, insbesondere derjenigen des Darms geht mit Erkältungen einher, selbst wenn wir diese nicht zur Kenntnis nehmen. Die Heilkräuter beziehungsweise deren Frischpflanzensäfte bieten in der Vorbeugung und Behandlung von Atemwegserkrankungen eine ganzheitliche Vorgehensweise an.

Natürliche Schrittmacher für ein gesundes Herz und elastische Gefäße

Im Jahre 1993 starben hierzulande 440.896 Bürgerinnen und Bürger an den Folgen von Herz-Kreislauf-Leiden. Damit ist und bleibt diese Zivilisationskrankheit mit über 50 Prozent die absolute Todesursache Nr. 1. Erst auf den folgenden Plätzen rangieren bösartige Geschwulstleiden sowie Erkrankungen der Atem- und Verdauungsorgane. Jahr um Jahr wird hierzulande durch den Herz-Kreislauf-Tod eine ganze Stadt ausgelöscht, die mehr Menschen beherbergt als Bonn.

- Es geht kein Weg an der statistisch belegten Realität vorbei, daß mindestens jeder zweite Bundesbürger mit dem eindeutigen Risiko lebt, früher oder später durch den Zusammenbruch seines Herz-Kreislauf-Systems zu sterben.

Zunehmend gewinnen Vorbeugung und die Veränderung eines krankmachenden Lebensstils an Bedeutung. Der hinlänglich bekannte Satz: *»Du bist so alt wie deine Gefäße.«* kann nämlich ohne Mühe in die weitaus positivere Aussage: »Du bist so jung wie deine Gefäße.« umgemünzt werden. Die Konsequenz aus diesem Umdenken bedeutet für jeden von uns, funktionstüchtige, anpassungsfähige und elastische Blutgefäße so lange wie möglich zu erhalten und die Gesundheit des Herzmuskels im wahrsten Sinne des Wortes zur eigenverantwortlichen Herzensangelegenheit zu machen.

Immerhin starb noch in den 20er Jahren in den Grenzen der heutigen Bundesrepublik nur jeder Sechste an Herzinfarkt oder anderen Herz-Kreislauf-Leiden. Die schleichende Zivilisationsseuche entwickelte sich zuerst langsam und stetig, dann aber explosionsartig in den Folgejahren nach dem Zweiten Weltkrieg. Und für ihr heutiges bedrohliches Ausmaß gibt es eine Reihe medizinisch fundierter Begründungen. Nicht umsonst sprechen Experten von ganz bestimmten Risiken oder unterschiedlichen Risikofaktoren, die in Presseorganen und anderen Medien dem gesundheitsbewußten Bürger bereits hinlänglich erklärt wurden. Zu diesen Risikofaktoren zählen:

1. Die überreichliche Luxusernährung,
2. das Übergewicht,
3. der Bewegungsmangel,
4. der Mißbrauch von Nikotin, Alkohol und anderen Suchtmitteln,
5. der Negativstreß.

Durch eine bewußte Korrektur des Lebensstils können nach einhelliger Meinung der Gesundheitsexperten die Risiken gemindert und sogar bestehende Erkrankungen auch positiv beeinflußt werden. Es handelt sich dabei um die gezielte Bekämpfung des Bluthochdrucks sowie überhöhter Cholesterin- und Blutfettwerte, der Zuckerkrankheit und überhöhter Blut-Harnsäure-Spiegel. Ebenso sind Programme erforderlich, den Negativstreß und die verbreitete Übererregbarkeit abzubauen. Mit Sicherheit müssen bestimmte persönliche Voraussetzungen wie die ererbte Veranlagung, das Lebensalter, hormonelle Ausfallerscheinungen und geschlechtsspezifische Voraussetzungen mit ins Kalkül gezogen werden. Sie sind als vorgegebcne Risikofaktoren zu verstehen und bedürfen der besonderen medizinischen Beachtung.

Wie steht es aber um die hausgemachten, alltäglichen Risiken, die wir alle kennen? Wie machen sich die Auswirkungen eines krankmachenden Lebensstils auf das Herz und die Gefäße bemerkbar?

Das menschliche Herz mit seiner unermüdlichen Tätigkeit findet zumeist wenig Fürsorge und Beachtung, so lange es seine Rund-um-die-Uhr-Arbeit reibungslos ausführt. Unter normalen Bedingungen schlägt das Herz täglich 100.000 Mal. Innerhalb eines einzigen Jahres erbringt der verläßliche Lebensmotor circa 40 Millionen Schläge. Im Verlauf eines durchschnittlich langen Menschenlebens von 70 Jahren kommt das Herz auf ungefähr 3 Milliarden Pumpzüge. Mit jedem einzelnen Schlag bewegt das Herz einen Zehntelliter Blut. Es pumpt den ganz besonderen Saft durch das 100.000 km lange Gefäßnetz, was in etwa dem zweieinhalbfachen Umfang des Äquators entspricht. Die Gesamtblutmenge, die das menschliche Herz im Verlauf eines Lebens durch seine Kammern treibt, füllt einen Behälter, der einen Innenraum von einer Viertelmillion Kubikmeter aufweist. Jeder einzelne Pulsschlag entspricht in etwa einer Arbeitsleistung, bei der 500 Gramm einen Meter in die Höhe gehoben werden müssen. Die notwendige Energie für diese unglaubliche Leistung bezieht das Herz aus dem Blutstrom. Die Versorgung des Herzmuskels geschieht durch die Herzkranzgefäße beziehungsweise die Koronararterien. Sie umschließen den Lebensmotor kranzartig, um sich dann in einem unendlich zarten Netzwerk zu verästeln. Das Transportorgan Blut liefert stetig Nährstoffe und Sauerstoff an. Wird diese Versorgung behindert oder sogar kurzfristig unterbrochen, sind unangenehme Störungen im sensiblen Betriebssystem die Folge. Sie ziehen unter Umständen lebensbedrohliche Zustände, selbst den plötzlichen Herztod nach sich. Zu diesen gefährlichen Betriebsstörungen führen vorrangig verengte oder verstopfte Blutgefäße. In und an den Gefäßwänden lagern sich Fettpartikel, zum Beispiel Cholesterin und außerdem Kalziumsalze ein. Es kommt zu einem Vorgang, der die Bezeichnung Arteriosklerose trägt (griech.: skleros = hart). Spielt sich dieser Vorgang im Bereich der Herzkranzgefäße ab, so sprechen die Ärzte von einer Koronarsklerose.

Seit Menschengedenken finden im weitläufigen Gefäßsystem des Organismus – insbesondere mit zunehmendem Alter – Ablagerungen von fettähnlichen und kalkhaltigen Substanzen statt. An ägyptischen Mumien konnte einwandfrei nachgewiesen werden, daß es die altersbedingte Arteriosklerose schon vor circa 5.000 Jahren gab. Diese Gefäßveränderungen werden häufiger bei Männern und vor allen Dingen früher als bei Frauen beobachtet. Es zeigt sich heute aber eine deutliche Veränderung in der Entstehung der koronarsklerotischen Erkrankungen zu Lasten des weiblichen Geschlechts. Die Einnahme der Pille, gleichzeitiger Nikotingenuß und berufliche Überlastung neben den häuslichen Verpflichtungen sowie eklatante Ernährungsfehler werden als Begründung herangezogen. Besorgniserregend ist auch die Tatsache, daß heute mit steigender Tendenz bei Kindern und Jugendlichen Gefäßveränderungen festgestellt werden.

So sind zum Beispiel 15 Prozent der 15- bis 20jährigen von bestimmten Gefäßveränderungen betroffen. Halten wir fest:

- Die Arteriosklerose ist keineswegs nur eine Alterserscheinung, die sich etwa ab der Lebensmitte um das 35. bis 40. Lebensjahr einstellt.

Wenn die Entwicklung von Gefäßveränderungen immer weniger mit dem Lebensalter korrespondiert, treten zwangsläufig die bekannten Risikofaktoren in den Mittelpunkt des Interesses. Wer sich zum Beispiel fettreich ernährt und dabei tierische Fette bevorzugt, daneben raucht und übergewichtig ist, setzt sich gleich mehreren schwerwiegenden Risikofaktoren aus. Ein reichliches Fettangebot verengt mit der Zeit die Gefäße, die gleichzeitig den Blutstrom mit Überdruck pulsieren lassen müssen. Das strapazierte Herz hat Mehrarbeit zu leisten und braucht zusätzlichen Sauerstoff. Da sich aber erfahrungsgemäß der wohlgenährte oder übergewichtige Mensch weniger körperlich betätigt und dabei Sauerstoffdefizite hat, wird der Energieengpaß noch deutlicher. Es ist allgemein bekannt, daß sich der Herzmuskel von trainierten, sportlich aktiven Menschen mit einem geringeren Sauerstoffangebot zufrieden gibt als das beim Bewegungsmuffel der Fall ist. Erweitert sich die Risikosituation des Übergewichtigen neben Bewegungs- und Sauerstoffdefiziten aufgrund von Nikotingenuß, bedrückendem Streß und/oder familiären und beruflichen Belastungen, ist das Entstehen einer Koronarsklerose vorprogrammiert. Irgendwann schlägt das Herz vorsichtig oder auch mißverständlich Alarm. Achten Sie darum auf folgende Signale:

Empfinden Sie Abgeschlagenheit und Ermüdung schon bei geringer körperlicher Belastung?

Haben Sie den Eindruck der Kurzatmigkeit und klopft das Herz zum Zerspringen, wenn Sie unter alltäglichen körperlichen oder seelischen Belastungen stehen?

Wird Ihnen leicht schwindlig oder zum Beispiel beim Bücken schwarz vor Augen?

Achten Sie sorgsam auf Ihr Herz und warten Sie nicht, bis die nimmermüde Bewegungszentrale Ihres Kreislauf-systems mit Schmerzen und Mißempfindungen auf sich aufmerksam machen muß. Wenn Sie Empfindungen wie das Abschnüren der Brust verspüren, einen Schmerz, der Sie mit Angst erfüllt, wenn sich ein Gefühl der Brustenge einstellt, sendet das Herz Notsignale aus. Dieses Krankheitsbild trägt die Bezeichnung Angina pectoris. Angina heißt Enge, auch der Begriff Angst ist ableitbar und pectoris bedeutet Brust. Die Angina pectoris oder Stenokardie tritt anfallartig auf. Ein heftiger Druck in der Herzgegend bereitet Schmerzen und Angstgefühle. Die Sauerstoffmangelkrankheit des Herzens beruht auf einer Funktionsstörung der Herzkranzgefäße, die entweder durch bedrückenden Streß, Nervosität und fehlerhafte Reaktionen oder aufgrund von Arterienveränderungen ihre Fähigkeit eingebüßt haben, sich den wechselnden Bedürfnissen des Herzmuskels anzupassen. Die Angina pectoris gilt als typische Zivilisationskrankheit und wird im Volksmund auch Managerkrankheit genannt. Sie kann während eines akuten Anfalls sogar zum plötzlichen Herztod führen.

Die Angina pectoris mit ihren unterschiedlichen Schmerzsymptomen gilt als Vorbotin des Herzinfarkts und wird darum auch als Präinfarkt-Syndrom bezeichnet. Eine Verschärfung der bedrohlichen Situation findet dann statt, wenn ein Thrombus = Pfropfen ein eingeengtes Herzkranzgefäß verstopft. In diesem Bereich stoppt der Blutstrom und ein Teil des Herzmuskels, der von diesem Gefäß normalerweise mit Sauerstoff versorgt wird, stirbt ab. Dieser Zustand wird medizinisch als Herzinfarkt bezeichnet (lat.: infaciere = hineinstopfen). Schließt sich binnen kurzer Zeit einer der Hauptäste der Koronargefäße vollends, führt dies meistens zum plötzlichen Herztod. Um einer Koronarsklerose wirksam vorzubeugen, gilt es, den bekannten Risikofaktoren konsequent den Kampf anzusagen, zum Beispiel mit angepaßter, fettreduzierter

Ernährung, ausreichender Bewegung in sauerstoffreicher Luft, dem Verzicht auf Gefäß- und Genußgifte und der Reduktion des Negativstresses. Die einzige Voraussetzung hierfür ist nichts anderes als eigenverantwortliche Vernunft. Trotz ungezählter Tonnen bedruckten Papiers und vielen gutgemeinten Versuchen in allen Medien ist es um diese Vernunft und damit um das Gesundheitsbewußtsein im Sinne einer gezielten Vorbeugung wenig gut bestellt.

Unser Herzmuskel benötigt neben dem angepaßten Nahrungsangebot ein ganz spezielles Training, um für ein langes Leben vorbereitet zu sein und seine Arbeit möglichst bis ins hohe Alter ausführen zu können. Ebenso wie der Sitzmarathon in der Schule und am Heimkino den Bewegungsapparat schädigt, unterliegt die Herzmuskulatur durch mangelndes Training bereits im Kindesalter ganz bestimmten Fehlentwicklungen. Unser Herz benötigt unter normalen Umständen nicht Schonung, sondern Training und damit Vorsorge und Pflege.

Das Herz – so groß wie die Faust eines erwachsenen Mannes – besteht aus einer Doppelpumpe und hat zwei voneinander unabhängige Kreislaufsysteme zu bedienen. Die linke, stärkere Hälfte dieser Doppelpumpe versorgt die Aorta, damit frisches Blut durch den gesamten Organismus fließen kann. Die rechte, schwächere Hälfte pumpt das vom Stoffwechselgeschehen verbrauchte Blut mit Hilfe der Lungenarterien zur Auffrischung in die Lungen. Das Allround-Transportorgan Blut gibt auf dem Hinweg Sauerstoff und Nährstoffe an Zellen und Gewebe ab. Es nimmt auf dem Rückweg Stoffwechselendprodukte wie Kohlendioxid mit und liefert sie zum Herzen zurück. Von hier wird über den kleinen sogenannten Lungenkreislauf das durch Kohlensäure aufgeladene dunkle Blut an die Lungenbläschen weitergegeben, damit durch das Ausatmen die Kohlensäure ausgeschieden werden kann.

Verlaufen diese Prozesse unauffällig und störungsfrei, ist eine Herz- und Gefäßpflege durch das strikte Vermeiden der Risikofaktoren das beste Schutzkonzept. Bei unklaren Herzbeschwerden sollte außerdem ein Arzt konsultiert werden, damit eine entsprechende Diagnose die Ursachen abklärt und die Therapie eingeleitet werden kann.

Eine Selbstbehandlung mit natürlichen Substanzen bietet sich an, wenn die Diagnose des Arztes *Herzneurose, vegetative Dystonie, funktionelle Herzbeschwerden* oder ähnlich lautet. Diese vielfach psychisch bedingten Störungen und Symptome eignen sich für eine gezielte Behandlung mit Naturarzneien. Dies sind in erster Linie Weißdorn, Mistel und Baldrian. Ärzte verordnen zudem Medikamente, die aus dem Samen der afrikanischen Strophantinpflanze gewonnen werden.

Zu den effektivsten unter allen pflanzlichen Wirkstoffen gehören die herzwirksamen Glycoside. Sie ähneln den Steroiden und stehen damit den Sexualhormonen, Gallensäuren, dem Cholesterin und Vitamin D nahe. Wegen der einzigartigen bewährten Wirkung auf den Herzmuskel eignet sich der Rote Fingerhut (Digitalis) traditionell zur Behandlung von Herzerkrankungen. Allerdings sind bei seiner Anwendung ärztliche Erfahrung und Vorsicht geboten, denn die Nebenwirkungen sind bekannt.

Die Herzglycoside haben eine sehr geringe therapeutische Breite. Das heißt im Klartext, der Pfad zwischen jener Dosis, die dem Herzen hilft, ihm aber auch Schaden zufügen kann, ist außerordentlich schmal. Der behandelnde Arzt muß zwischen jeweiligem Bedarf und der Verträglichkeit sehr sensibel abwägen, das heißt, auch bei manchen Naturstoffen erweist sich die Regel: Die Menge macht das Gift.

Zur eigenverantwortlichen Selbstbehandlung kommen nur die anerkannt sanft wirkenden Heilpflanzen in Frage. Sie haben trotz ihrer Unbedenklichkeit in Form von Frischpflanzensäften einen beachtlichen Wirkungsradius in der Vorbeugung von Erkrankungen und bei der Stärkung des Herz-Kreislauf-Systems.

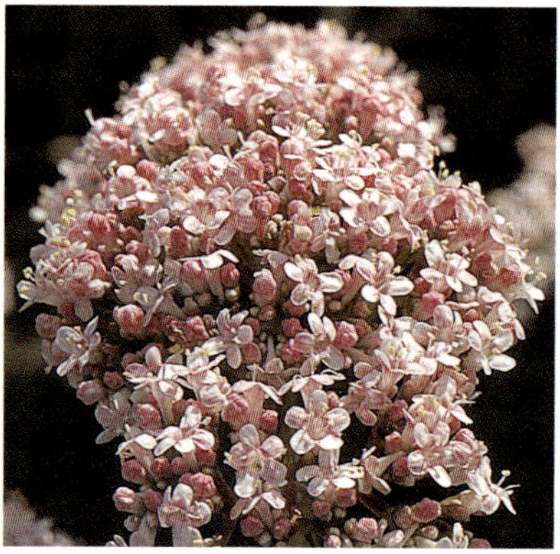

Baldrian

Valeriana officinalis

Seit jeher haben die großen Naturärzte den Baldrian als das beste Nervenmittel aus der grünen Apotheke bezeichnet. Neue Untersuchungsergebnisse liefern nun auch die wissenschaftlich fundierte Bestätigung seiner hervorragenden Wirksamkeit nach. Aufgrund seiner sanft wirkenden Inhaltsstoffe – es handelt sich vorwiegend um die Valepotriate – harmonisiert Baldrian das gesamte Nervensystem von Grund auf. Zu unerwünschten Nebenwirkungen, wie dies bei den meisten chemischen Beruhigungsmitteln der Fall ist, kommt es durch die Einnahme von Baldrian nicht!

Baldrian ist deshalb nicht allein Mittel der Wahl bei Schlaflosigkeit und Angstzuständen, sondern eignet sich auch für den Taggebrauch bei nervösen Herzbeschwerden wie Herzklopfen oder Herzrasen. Gleiches gilt bei Kopfschmerzen, soweit die Ursachen auf bedrückenden Streß und Anspannung zurückzuführen sind und auch bei Verkrampfungen des Magen-Darm-Traktes. Darum können die Mütter nervöser Kinder getrost auf Baldrianpräparate zurückgreifen. Diese eignen sich zum Beispiel bei angstbedingten Bauchkoliken von Schulkindern. Eine Reihe bekannter Heilkundiger empfiehlt Baldrian sogar zur

Linderung bei Spannungszuständen unter Alkohol- und Nikotinentzug.

Im Gegensatz zu vielen anderen Naturstoffen wird beim Baldrian nicht vor unerwünschten Nebenwirkungen, sondern vor *Unterdosierung* gewarnt. Wenn Sie die Zubereitungen aus der Baldrianwurzel voll ausschöpfen möchten, sind unbedingt höhere Einzeldosen erwünscht. Vom Frischpflanzenpreßsaft sollte deshalb zwei- bis dreimal täglich ein Eßlöffel unverdünnt eingenommen werden. Da die Tageskonzentration nicht beeinträchtigt wird und der Preßsaft ein ideales Naturheilmittel bei Unsicherheit, Angst und Nervosität ist, können Sie Signalsymptome wie das Stolpern des Herzens gut in den Griff bekommen.

Die schlafanstoßende Wirkung des Baldrians verhilft gestreßten und angespannten Menschen zu Ruhe und Gelassenheit nach der Hektik des Tages. Sie sorgt für die notwendige Regeneration im Schlaf, ohne dabei die gesunden Tiefschlafphasen zu verändern oder zu beeinträchtigen. Allerdings sollte in diesem Fall ein bis zwei Eßlöffel Preßsaft aus der frischen Baldrianwurzel vor dem Schlafengehen eingenommen werden.

Übrigens: Mit Hilfe von Baldrian sind auch sehr gute Erfolge bei Menstruations- und Wechseljahrbeschwerden zu erzielen.

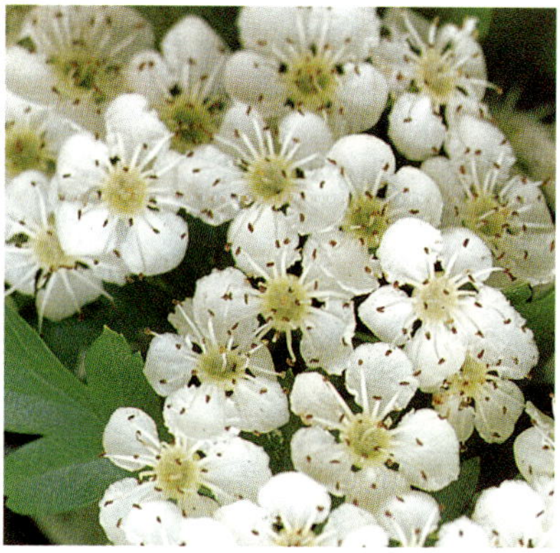

Weißdorn

Crataegus monogyna,

Crataegus oxyacantha

Der Weißdorn ist besonders reich an Glycosiden, also Zuckerverbindungen. Diese haben aber keine Ähnlichkeit mit den hormonähnlichen Herzglycosiden der bekannten Heilpflanzen Fingerhut und Strophantus. Im Gegensatz zu deren starker Wirkung wird gerade das sanfte Eingreifen des Weißdorns geschätzt, er ist praktisch ungiftig! Wegen seiner behutsamen Wirkweise wurde dem Rosengewächs erst eine relativ späte Beachtung zuteil. Im 19. Jahrhundert kam es zu seiner Entdeckung und daraufhin galt Weißdorn als Geheimtip der Volksmedizin. Heute ist Crataegus ein wichtiger Bestandteil des offiziellen Naturheilmittelschatzes bei Verschleißerscheinungen des Herzens, speziell beim Altersherz.

Die Wirkstoffe des Weißdorns sorgen vorrangig für eine verbesserte Durchblutung des Herzmuskels und damit für seine optimale Nährstoffversorgung. Häufig leidet das Altersherz unter Pumpschwäche. Die Signalsymptome machen durch Atemnot, Herzklopfen, Herzjagen, Bluthochdruck, Konzentrationsschwäche, Müdigkeit, Schwindel, Wasseransammlungen in den Beinen und Harndrang in der Nacht auf den Notstand des Herzens aufmerksam. Diese Patienten werden von ihrem Arzt zu regelmäßiger

Einnahme von Herzmedikamenten ermuntert. Weil sich aber daraufhin sehr häufig Nebenwirkungen wie Benommenheit, Übelkeit und Depressionen einstellen, sollte der verträgliche und zugleich wirksame Weißdorn unbedingt in das Behandlungskonzept eingebaut werden. Er vermag gerade beim Altersherzen und in den Vorstadien einer Herzerkrankung sehr viel zu leisten. Eine große Zahl von Studien zeigt, daß sich Kurzatmigkeit und nächtlicher Harndrang sowie Wasseransammlungen in Füßen und Beinen zurückbilden. Vielfach verringern sich außerdem die überhöhten Blutdruckwerte deutlich.

Mehr als 13 Millionen Deutsche leiden an Bluthochdruck. Etwa 5 Millionen haben nicht die geringste Ahnung, welcher Zerreißprobe ihre Gefäße ausgesetzt sind und gehen viel zu spät zum Arzt. Aber man kann rechtzeitig vorbeugen und den Blutdruck regelmäßig kontrollieren lassen, um dem Herzinfarkt und Schlaganfall vorsorgend zu begegnen. Eine wichtige Faustregel ist: Im Ruhezustand soll der Blutdruck eines 40jährigen höchstens 140/90, bei 50jährigen 150/90 und bei über 60jährigen 160/90 betragen. Liegt er darüber, sollte unbedingt zu verschiedenen Tageszeiten gemessen werden, denn Schwankungen sind normal und müssen nicht unbedingt gefährlich sein. Ist aber der Ruheblutdruck immer wieder bei 160/95, muß er sofort behandelt werden und das kann bereits bei 30jährigen der Fall sein. Zum Einsatz kommen Betablocker, Kalziumantagonisten, ACE-Hemmer und neuerdings auch Alpha-1-Blocker. Sie alle sollen normalisierend auf das Herz, die Blutgefäße und das Nervensystem einwirken.

- Falls das verordnete Medikament nicht richtig anschlägt, muß ein anderes ausprobiert werden, das möglichst ohne Nebenwirkungen zu Normalwerten des Blutdrucks führt.

Eine Reduktion des Übergewichts durch Diät, weitgehender Nikotin- und Alkoholverzicht, regelmäßiges Ausdauertraining sowie die Einnahme von naturreinem Heilpflanzensaft aus den frischen Blättern, Blüten und Früchten des Weißdorns führen zu guten Resultaten bei der Blutdrucksenkung. Vor allen Dingen sind keine Gegenanzeigen und Nebenwirkungen bekannt. Wegen seiner ausgezeichneten Verträglichkeit eignet sich Weißdorn-Heilpflanzensaft für die Langzeitbehandlung. Erfreulich sind auch die psychischen Auswirkungen der Therapie: Sie kommen durch den Rückgang oder das völlige Verschwinden depressiver Verstimmungen zum Ausdruck, und Gewöhnungseffekte sind nicht zu befürchten.

Auch bei Angina pectoris wirkt Weißdorn über die Verbesserung der Sauerstoff- und Nährsubstanzenversorgung des Herzens ursächlich und direkt. Daraufhin normalisieren sich sowohl die Herztätigkeit als auch der Kreislauf vor allem dann, wenn die Probleme auf einer geschwächten Herztätigkeit beruhen.

Weißdorn eignet sich nicht für akute Fälle! Erst nach einigen Wochen der regelmäßigen Einnahme sind die positiven Wirkungen objektiv meßbar. Wer dennoch Fragen hat und Unsicherheit verspürt, sollte trotz der Unbedenklichkeit des Weißdorns mit seinem Arzt darüber sprechen.

Mistel

Viscum album

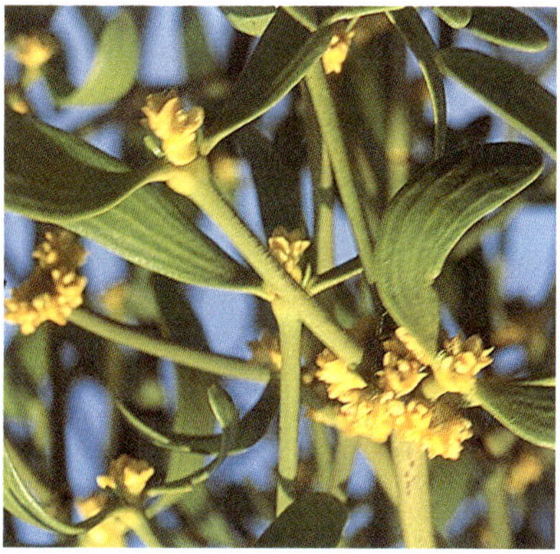

Früher zählte die Mistel zu den Heilpflanzen, die als heilig verehrt wurden. Die Ehrfurcht der Heilkundigen vor der Mistel schien so grenzenlos zu sein, daß sie nur mit einem goldenen Werkzeug geerntet werden durfte. Weil die Schmarotzerpflanze in den Wipfeln der Bäume gedeiht und wie direkt vom Himmel gefallen wirkt, hat sie wie kaum ein anderes Kraut in Sagen und Mythen eine große Rolle gespielt.

Ob bei Depressionen und Schwindel, Epilepsie oder Menstruationsbeschwerden, Unfruchtbarkeit oder Wassersucht sowie bei der Krampflösung und Beruhigung vertrauten die Heilkundigen der Mistel. Ihre Anwendungsgebiete sind heute erheblich eingeschränkt und konzentrieren sich immer mehr auf den wichtigen blutdrucksenkenden Effekt. Besonders bei Hochdruck mit Schwindelanfällen haben sich die Wirkstoffe der Mistel bewährt. Sie stärken das Herz in ähnlicher, aber sehr viel milderer Form als der Rote Fingerhut. Neben dieser direkten Herzleistungsstärkung entlasten die Wirkstoffe der Mistel Herz und Kreislauf über das periphere Nervensystem, indem sie beruhigend und entkrampfend einwirken. So nehmen die Beschwerden in der Herzgegend ebenso ab wie Kopfdruck,

Schwindelgefühle und depressive Verstimmung, aber auch Reizbarkeit und Aggressivität. Bei Bluthochdruck, arteriosklerotischem Sauerstoffmangel, Angina pectoris und leichten Herzrhythmusstörungen hat sich die Mistel bewährt und ist für eine Langzeittherapie geeignet, da Neben- und Wechselwirkungen mit anderen Medikamenten nicht bekannt sind. Eine ideale Kombination in der eigenverantwortlichen Vorbeugung und gezielten Herzpflege sind Baldrian, Weißdorn und Mistel in Gemeinsamkeit.

Knoblauch

Allium sativum

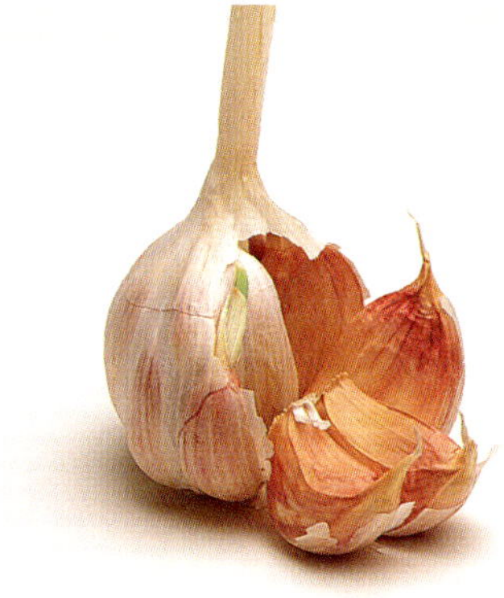

Man kann durchaus eine ganze Menge heimlich tun – die Schule schwänzen, mit der Nachbarin ein Schäferstündchen genießen oder sein Geld nach Andorra transferieren – nur eines nicht: heimlich Knoblauch verspeisen.

Noch nach Tagen rümpfen manche Mitmenschen die Nase wegen dieser typischen und äußerst hartnäckigen Knoblauchaura. Kaum eine andere Heilpflanze trennt Anhänger und Gegner so sehr voneinander wie der Knoblauch. Einerseits wird er als von Gott gesandtes Gewächs hochgelobt, andererseits als »Stinkzwiebel« verachtet. Schon Shakespeare hielt diese Abneigung in seinem Sommernachtstraum für die Nachwelt fest: »Eßt keinen Knoblauch, denn wir sollen süßen Odem von uns geben.«

Seit alters her wurde der Knoblauch dafür genutzt, sich selbst aber auch Haus und Hof vor Hexen und Dämonen zu bewahren. Kleine Mädchen trugen eine Knoblauchschnur um den Hals, damit der »böse Blick« abgewendet wurde oder man salbte Kinder mit einer Mischung aus Knoblauch und Wein, um von ihnen jedes Übel fernzuhalten. Der berühmt-berüchtigte Graf Dracula war bekanntlich nur mit Knoblauch in die Flucht zu schlagen.

Wahrscheinlich ist der Knoblauch eine der ältesten Naturarzneien überhaupt, denn seine früheste Anwendung dürfte mehr als 5.000 Jahre zurückliegen. Die Wirkungsbereiche sind so breit gefächert, daß allein deren Beschreibung ein ganzes Buch füllt.

Das bedeutendste Anwendungsgebiet des Knoblauchs konnte in den vergangenen Jahrzehnten wissenschaftlich bestätigt werden und beschäftigt Ärzte, Patienten und gesundheitsbewußte Mitbürger gleichermaßen:

Hochwertige Knoblauchzubereitungen senken die gefürchteten Fettspiegel im Blut, hervorgerufen durch Cholesterin und Triglyzeride, senken den Bluthochdruck, helfen bei Durchblutungsstörungen und beugen der Bildung von Blutgerinseln vor, denn der besondere Saft wird durch Knoblauch fließfähiger.

In der Vorbeugung und Linderung der Arteriosklerose hat sich der Knoblauch als natürliches Heilmittel in ungezählten Fällen bewährt.

Es nützt jedoch überhaupt nichts, Knoblauchzehe um Knoblauchzehe blindlings zu konsumieren. Die jeweilige Menge des heilsamen Inhaltsstoffs Allicin kann nicht nur von Sorte zu Sorte – es gibt etwa 700 verschiedene Knoblaucharten – sondern auch von Zehe zu Zehe erheblich schwanken. Dabei müßte für ältere Menschen mit Durchblutungsstörungen der feinen Blutgefäße sowie Diabetiker und Raucher der Knoblauch unbedingt zum täglichen Brot gehören. Um aber eine medizinisch wirksame Dosis aufzunehmen, wären 4 g frischen Knoblauchs täglich notwendig und das für mindestens 3 Monate. Erst danach zeigen sich selbst bei schwer beeinflußbaren gesundheitlichen Störungen ganz erstaunliche Ergebnisse.

Wer sich zu dieser Roßkur entschließt, wird vermutlich sehr einsam sein, denn es entsteht als Abbauprodukt des

Allicins eine übelriechende Substanz, die den typischen Knoblauchgestank hervorruft. Diese wird in Form von Gas mit der Atemluft und dem Schweiß über die Haut ausgeschieden. Heutzutage benötigt niemand mehr diese großen Knoblauchportionen, denn die Hersteller von Knoblauchpräparaten garantieren eine Standardisierung des Wirkstoffanteils. Besonders günstig ist die Einnahme des frischen Preßsaftes aus Knoblauchzwiebeln.

Neben seiner hervorragenden Wirkung auf Herz und Kreislauf stabilisiert frischer Knoblauchsaft die Darmflora und entgiftet den Darm. Letztendlich gilt der Knoblauch seit Urzeiten als ein bewährtes und vor allem natürliches Antibiotikum.

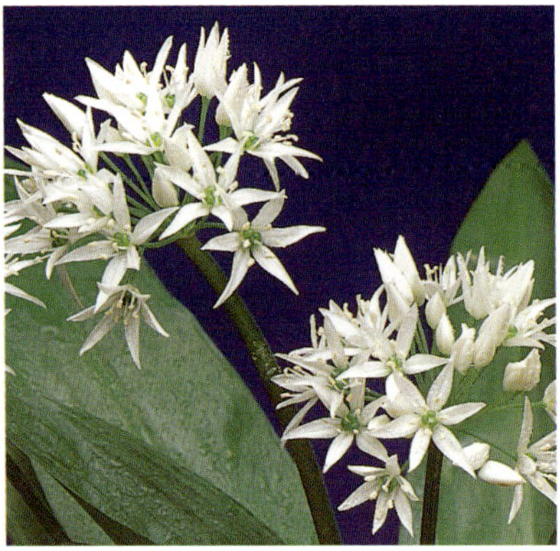

Bärlauch

Allium ursinum

Die Wirkweisen von Bärlauch sind dem des Knoblauch sehr ähnlich. Sie entspannen und erweitern die Blutgefäße im peripheren = äußeren Bereich des Körpers und fördern damit die reguläre Durchblutung. Bei Arteriosklerose und damit verbundenem zumeist altersbedingtem Bluthochdruck kann neben entsprechenden Diätmaßnahmen der frische Preßsaft von Bärlauch denjenigen Hilfe anbieten, die Knoblauchsaft nicht mögen. Der Preßsaft aus frischem, blühendem Bärlauchkraut regt neben der Durchblutung die Magen- und Darmfunktionen an.

Zwiebel

Allium cepa

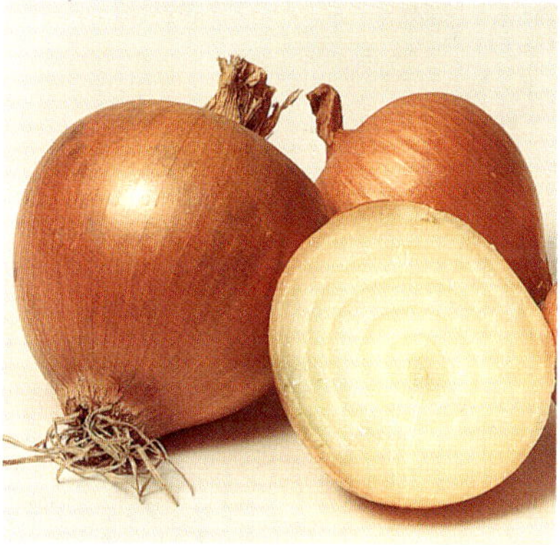

Die Medizin hat die Zwiebel sträflich vernachlässigt. Dabei schätzten die alten Ägypter, Griechen und Römer die »Jungfrau mit den sieben Häuten« als Aphrodisiakum. Sie gaben ihr deshalb auch den Namen »salax«, was so viel wie »geilmachend« bedeutet. Ob dies der ursprüngliche Grund dafür ist, daß die Zwiebel zu einem der verbreitetsten Würzmittel der Welt wurde, sei dahingestellt.

Nach neuesten wissenschaftlichen Erkenntnissen ist die Zwiebel ebenso wie ihre Familienangehörigen Knoblauch und Bärlauch zur Vorbeugung und Linderung altersbedingter Gefäßveränderungen vorzüglich geeignet. Sie enthält Substanzen, die gefürchtete Fetteinlagerungen in und an den Gefäßwänden verhindern beziehungsweise lindern können. Außerdem wirkt die Zwiebel blutdruck- und cholesterinsenkend, allerdings im Gegensatz zum Knoblauch in weitaus schwächerer Form. Ebenso ist die Hemmung der Klebrigkeit von Blutplättchen mit dem Ergebnis verstärkter Blutgerinnung nachgewiesen. Die Zwiebel kann der gefährlichen Thrombose entgegenwirken.

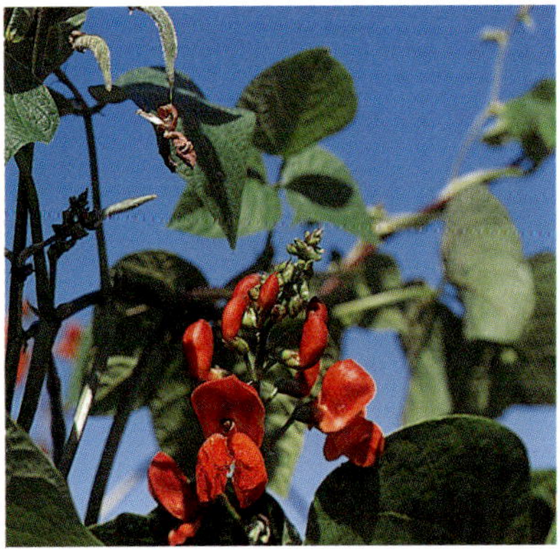

Bohne

Phaseolus vulgaris

Bei funktionellen Herz- und Kreislaufbeschwerden wirkt der Preßsaft aus frischen grünen Bohnen entwässernd und damit erleichternd, ohne sofort auf chemische Diuretika = ausleitende Medikamente zurückgreifen zu müssen. Die harntreibende Wirkung der grünen Bohne wird mit ihrem hohen Mineral- und Spurenelementgehalt erklärt. Es handelt sich unter anderem um Anteile von Kalium und Magnesium. Ebenso sind die Spurenelemente Eisen, Mangan, Kobalt, vor allem aber Silizium = Kieselsäure im frischen Bohnenpreßsaft enthalten.

Über die Anregung der Nierentätigkeit erfolgt eine sanfte Entwässerung, die Herz und Kreislauf spürbar entlasten kann.

Hilfen bei Magen-, Darm- und Verdauungsbeschwerden

Alles, was wir essen und trinken, gelangt bekanntlich vom Mund über die Speiseröhre in den Magen. Vor dort aus setzt der Speisebrei seinen langen Weg durch den Verdauungskanal fort. An sich beginnt der aufwendige und komplizierte Verdauungsvorgang bereits im Mund. Jeder kennt die Mahnung: »Gut gekaut ist halb verdaut.« Sie weist auf die wichtige Vorbereitung zur Entlastung des Magens hin, die allzu oft mißachtet oder wegen des Mangels an kaufähiger Masse durch industriegefertigte Nahrung nicht mehr zur Geltung kommt.

Der Säureanteil des Magens desinfiziert zuerst das Nahrungsgemisch. Dann werden zum Beispiel die Eiweißbausteine zerlegt und die Fettverdauung unter Absonderung von Magensaft eingeleitet. Dieser enthält unter anderem Salzsäure und das Verdauungsenzym Pepsin. Daneben sorgen die Muskeln der Magenwand durch kräftige Bewegungen dafür, daß der Speisebrei gründlich mit Magensaft durchmischt und für den Übergang in den Darm vorbereitet wird. Je nach Zusammensetzung der Nährstoffe richtet sich die Verweildauer der Speisen im Magen. Ein Stück fetter Gänsebraten verweilt hier länger als Kartoffelbrei oder Apfelmus. Das für die Nährstoffversorgung des Körpers vorbereitete Nahrungsgemisch wandert dann portionsweise durch den Magenpförtner (Pylorus) in den ersten Darmabschnitt, den Zwölffingerdarm weiter.

Die Wände des birnenförmigen Magenbeutels setzen sich aus mehreren Muskelschichten zusammen und sind mit einer »Tapete« aus Magenschleimhaut ausgekleidet. In der Magenwand befindet sich ein feines Geäst von Nerven, das unter anderem die Bewegungsabläufe der Muskelschichten koordiniert. Es steht aber auch durch zahlreiche Leitungen direkt mit dem Rückenmark und somit auch dem Nervensystem des gesamten Organismus in enger Verbindung.

Diese Vernetzung weist deutlich darauf hin, daß unser Magen an seelisch bedingten Hochs und Tiefs teilnimmt und in seiner Weise darauf reagiert. Deshalb sind geruhsame Mahlzeiten in fröhlicher Runde die besten Vorgaben für Genuß und Bekömmlichkeit der Nahrung. Hektik, Erregung und Streß schlagen im wahrsten Sinne des Wortes »auf den Magen«. Ebenfalls sind fünf kleinere Mahlzeiten über den Tag verteilt eine bessere Gewähr für Behagen im Magen als große Speisemengen, die noch dazu hastig und gierig, weil das Hungergefühl übermächtig ist oder die Zeit drängt, verzehrt werden.

Durch große Füllmengen und langes Verweilen schwerer Speisen im Magen stellt sich nicht nur bleierne Müdigkeit, sondern auch Unwohlsein ein. Die Magenwand wird dadurch überdehnt, und es kommt nach einer gewissen Zeit sogar zu einer Magensenkung.

Außer Magen und Darm gehören die Leber und die Bauchspeicheldrüse zu den unverzichtbaren Helfern des gesamten Verdauungsgeschehens. Verlaufen alle diese elementaren Funktionen reibungslos, können wir uns glücklich schätzen. Aber es geht in der Gesundheitsvorsorge schlicht und einfach darum, mit Umsicht und Verstand diesen Zustand möglichst *lange aufrechtzuerhalten,* Magen-Darm-Störungen *vorzubeugen* und diese gegebenenfalls rechtzeitig zu *erkennen.*

Der Darm ist ein langes und vielfach in Schlingen verlegtes Rohr, dessen Wände Schleimhautauskleidungen tragen, die mit Schichten von Muskelfasern durchzogen sind. Ihre vordringliche Aufgabe ist, für die Beförderung und Bewegung des Darminhalts zu sorgen und gleichzeitig dessen Durchmischung mit Verdauungssäften zu gewährleisten. An der Innenwand des Dünndarms befinden sich ungezählte kleine Darmzotten. Sie dienen der Oberflächenvergrößerung mit dem Ziel, der Nährstoffaufnahme optimale Bedingungen zu schaffen. Der erste Teil des Darmtraktes in unmittelbarem Anschluß an den Magenpförtner heißt Zwölffingerdarm. Er ist zugleich der Anfang von zwei weiteren Dünndarmabschnitten, die in den Leer- und Krummdarm übergehen. Dann folgt der Dickdarm mit dem bekannt-berüchtigten Wurmfortsatz und der Grimmdarm mit weiteren drei Unterabteilungen. Es handelt sich um den ansteigenden, den queren und den absteigenden Teil. Zuletzt mündet der Verdauungstrakt in den Mastdarm und wird vom Afterschließmuskel begrenzt.

Im Zwölffinger- beziehungsweise Dünndarmabschnitt findet die endgültige Aufbereitung der Nahrung, sprich das Zerlegen von Eiweißstoffen, Fettsubstanzen und Kohlenhydraten statt. Verdauungsenzyme und das Hormon Insulin aus der Bauchspeicheldrüse tragen ihren entscheidenden Teil dazu bei. Was diese Verdauungssäfte noch nicht optimal erledigen konnten, wird von hilfreichen Bakterien der Darmflora vollendet. Dies geschieht in erster Linie im Dickdarm. Letztendlich wird auch hier dem dünnflüssigen Nahrungsbrei überschüssiges Wasser entzogen, so daß der Rest aus unverdaulichen Bestandteilen die natürliche Beschaffenheit des Stuhls aufweist.

In der Dickdarmwand befinden sich ungezählte, winzige Muskelfasern. Ihre Tätigkeit ermöglicht die zügige Beförderung des Darminhalts. Aber dieser elementare Transport ist außerordentlich störanfällig und das wird ganz banal Verstopfung genannt. Die Ursachen des verbreiteten Übels sind unterschiedlich, aber in erster Linie unserer sitzenden Lebensweise sowie dem Verzehr vorgefertigter, extrem leicht verdaulicher Industriekost zuzuschreiben. Da sind eventuell die Muskelfasern des Dickdarms erlahmt oder auch krampfartig verspannt, weil Bewegungsarmut und das häufig sehr geringe Volumen unverdaulicher Bestandteile der Nahrung die Darmmuskulatur nicht herausfordert, sondern ganz im Gegenteil Ermüdung und Müßiggang bewirkt.

Eine ballaststoffreiche Kost mit dem reichlichen Angebot von Obst, Gemüse, Salat und Vollkornprodukten regt die Darmmuskulatur zu gleichmäßiger Tätigkeit an. Wenn mindestens 65 Prozent der täglichen Nahrungsaufnahme aus diesen wertvollen Kohlenhydraten mit hoher Nährstoffdichte besteht, vor allem die Zucker- und Fettaufnahme mäßig gehalten wird, erhält der Darminhalt das erforderliche Volumen und die Muskelfasern der Darmwand müssen kräftig arbeiten. Dieses interne Training sollte mit Hilfe regelmäßiger körperlicher Bewegung auch äußerlich Unterstützung finden, damit die biologische Balance wieder stimmt.

Jahrtausendelang waren die Beine des Menschen die natürlichen Fortbewegungsmittel. Sie trugen ihn durch Wüsten und Wälder, auf Berge und Hochebenen. Im Vergleich zu dieser Beinarbeit spielten die Fortbewegungsmittel wie Lasttiere, Boote und Wagen eine eher geringe Rolle. Sie dienten meistens der Beförderung von Gütern und Hausrat. Noch vor einem knappen Jahrhundert legte der Mensch unserer Breiten alle kürzeren und in der Nachbarschaft gelegenen Wege zu Fuß zurück. Heute scheint es, als ob die meisten Bewohner der technologisch hochmobilen Industrieländer diese unverzichtbare Funktion ihrer

Beine nach und nach vergessen. So entwickelt sich die Epidemie der Trägheit mit dem Ergebnis, daß wir von einer Lauf- zur Sitz-, Hock- und Liegegesellschaft wurden. Der »Gesundheitsreport Intern« meldete jüngst, daß Inaktivität und Bewegungsarmut ebenso zerstörerische Auswirkungen auf die Gesundheit ausüben wie das Rauchen.

Das Risiko, Übergewicht, Herz-Kreislauf-Leiden, Osteoporose und Darmkrebs sowie viele weitere Krankheiten zu entwickeln, ist durch fortgesetzte Bewegungsarmut deutlich erhöht. Bedenklich stimmt eine neue Umfrage, die besagt, daß trotz der unstrittigen gesundheitsfördernden Wirkung des Freizeitsports nur ganze 4 Prozent (!) der Patienten von ihren Ärzten den Rat bekommen haben, sich mehr zu bewegen. Führen Sie, liebe Leserinnen und Leser, ein gemäßigtes Lauftraining von etwa 20 Minuten möglichst zwei- bis dreimal die Woche durch, dann wird ein natürlicher Körperrhythmus wiederhergestellt. Das allgemeine Wohlbefinden steigt zusehends, und der Darm dankt die Mühe in den meisten Fällen mit mehr Pünktlichkeit.

Wenn hingegen weder die Ernährungsumstellung noch das Bewegungsprogramm den erwünschten Erfolg bringen, ist die Abklärung der Verstopfung durch den Arzt unbedingt erforderlich. Unter Umständen muß untersucht werden, weshalb die Fähigkeit des Dickdarms gestört ist, seinen Inhalt ordnungsgemäß weiterzubefördern. Da einer solchen Abweichung Erkrankungen des Nervensystems in der Darmwand oder seiner Muskulatur zugrunde liegen könnten, macht sich diese Störung häufig durch einen aufgetriebenen Bauch bemerkbar. Sie kann aber ebenso durch Medikamenteneinnahme oder Entleerungsstörungen hervorgerufen sein.

Vorsicht: Wenn Alarmzeichen wie Blut im Stuhl oder heftige Bauchschmerzen die Verstopfung begleiten, muß umgehend ein Arzt konsultiert werden. Auch in weit harmloseren Fällen chronischer Verstopfung machen etliche Betroffene die Erfahrung, daß ballaststoffreiche Kost und körperliche Bewegung das leidige Problem nicht lösen können. In diesen Fällen sollte weder der behandelnde Arzt noch das persönliche Umfeld dieses heikle Thema mit Schuldgefühlen überfrachten. Zuweilen ist die Änderung der Lebensweise der langfristig angelegte zweite und der maßvolle Einsatz mild abführender Substanzen ein notwendiger erster Schritt.

Krankheiten und Funktionsstörungen der Verdauungsorgane sind in vielen Fällen nicht an typischen Symptomen zu erkennen. Appetitlosigkeit, Völlegefühl, Übelkeit, lästiges Aufstoßen und Brechreiz können sehr unterschiedliche Ursachen haben. So weist Appetitlosigkeit unter Umständen sowohl auf eine akute Magenschleimhautentzündung (Gastritis) als auch auf chronische Magen-Darm-Störungen hin. Die Ursachen für Brechreiz und Übelkeit können aber auch außerhalb des Magen-Darm-Traktes liegen. Im Ernstfall besteht hier die Gefahr, an unklaren Symptomen herumzudoktern, ohne die Grundstörung zu kennen.

Im Gegensatz zu schwerwiegenden Problemen wie Magengeschwüren, Magenschleimhaut-, Darm-, Bauchspeicheldrüsen- und Leberentzündung sind Prozesse wie Magenneurose vorzüglich mit Phytopharmaka zu behandeln. Auch in den Bereichen funktionelle und chronische Störungen sowie psychosomatischer Beschwerden hat sich die Pflanzenheilkunde etablieren können, zumal sie die scharfen Geschütze aus der Retorte der Chemie vielfach verhindern kann. Ein gutes Beispiel für funktionell bedingte Magen-Darm-Beschwerden sind der verbreitete Reizmagen und der Reizdarm, das sogenannte Colon irritable. Auch die sogenannte habituelle Obstipation = anlagebedingte Verstopfung und eine umweltinduzierte Gastritis = durch Streß hervorgerufene Magenschleimhautentzündung zählt zu dem Behandlungsbereich mit den Wirkstoffen aus der grünen Apotheke.

Für die Behandlung und Vorbeugung von Beschwerden in der Magen-Darm-Passage eignen sich vorwiegend folgende Naturstoffe:

1. Bitterstoffe *(Amara)*
2. Ätherische Öle *(Aromatica)*
3. Flavonoide *(Pflanzenfarbstoffe)*
4. Schleimstoffe *(Mucilaginosa)*
5. Unverdauliche Ballaststoffe

»Von den rund 360 bisher durch die Kommission E monographierten Pflanzendrogen können rund 65 Arzneipflanzen bei Magen-Darm-Störungen im Sinne einer rationalen Therapiemaßnahme eingesetzt werden,« schreibt Professor Dr. Heinz Schilcher, Freie Universität Berlin, Institut für Pharmazeutische Biologie. Der Wissenschaftler fügt an, daß neben diesen 65 Magen-Darm-Drogen noch 15 weitere gegen Leber- und Gallenbeschwerden hinzugerechnet werden können. Allerdings setzt die Do-it-yourself-Behandlung bei alltäglichen Mißempfindungen im allgemeinen und mit Pflanzenwirkstoffen ein gutes Verhältnis oder noch besser eine enge Beziehung zum eigenen Körper voraus. Es müssen die Symptomsignale richtig geortet, die eigenen Reaktionen erkannt und rechtzeitig die entsprechenden Gegenmaßnahmen eingeleitet werden, um Langzeitfolgen verhindern zu können.

Am Beispiel einer akuten Darmentzündung läßt sich die Verhinderung chronischer Verlaufsformen gut darstellen. Durchfall und Bauchschmerzen, Darmkrämpfe und ein starkes Durstgefühl zählen zu den bekannten Symptomen einer solchen akuten Störung. Wird sie mit Hilfe von Diät und medikamentöser Behandlung nicht ausgeheilt, besteht die Gefahr, daß die akute Störung in eine chronische Verlaufsform übergeht. Dabei stellen sich häufig schwere Verdauungsstörungen und Darmträgheit ein, die von wiederholten Durchfällen unterbrochen sein können. Blähungen, ein aufgetriebener Leib mit Zwerchfellhochstand und Druckempfindlichkeit des Dünndarms im Bereich des Nabels sind weitere wichtige Signalsymptome der Erkrankung.

Eine gezielte Vorbeugung chronischer Darmleiden ist darum so bedeutsam, weil sie eine gewichtige Ausgangssituation für die Schwächung der allgemeinen Immunabwehr mit gehäufter Infektanfälligkeit darstellt. In erster Linie sind für diese Verlaufsformen Gärungs- und Fäulnissubstanzen sowie eine krankhaft veränderte Darmflora verantwortlich zu machen. Da der Darmtrakt etwa 70 Prozent des menschlichen Immunsystems beherbergt – was den meisten Menschen überhaupt nicht bekannt ist – sollte die Gesundheit und Pflege der Darmflora mit ihren ungezählten guten Bakterien zu den selbstverständlichen Voraussetzungen zählen, der Darmgesundheit Aufmerksamkeit zu schenken.

Klappt die Verdauung nicht mehr ordnungsgemäß, haben Gärungsgase und Fäulnissubstanzen nicht nur vor Ort ihre Folgen, sondern sie ziehen auch die anderen Organe des Verdauungssystems – insbesondere die Leber – in Mitleidenschaft. Letztendlich kann der gesamte Organismus betroffen sein, wobei die tatsächliche Ursache häufig übersehen und lediglich an den vielschichtigen Symptomen der Abwehrschwäche herumgedoktert wird. Viel Geduld und die langfristige Einnahme von Pflanzenwirkstoffen schaffen hier Abhilfe, weil eine grundlegende Regulation der Verdauungsabläufe erfolgt. Ebenso sollte einc ganzheitliche Behandlung die entgleiste Darmflora erfolgreich sanieren.

Als Folge von Verdauungsstörungen und Erkrankungen des Darms müssen in den meisten Fällen die Leber und Galle ebenso behandelt werden. Das größte Chemiewerk unseres Körpers ist die Leber. Sie erfüllt eine Vielfalt von Aufgaben, ist außerordentlich belastbar und bereitet erst dann Schmerzen, wenn eine fortgeschrittene Erkrankung vorliegt. Die Leber besteht aus einem großen und einem kleinen Lappen. Sie liegt in der rechten Hälfte des Oberbauchs und wiegt beim Erwachsenen etwa 1 kg. In der Mitte unterhalb des großen Leberlappens befindet sich die Gallenblase. In sie münden die Gallengänge der Leber ein, und ein Ausführungsgang stellt die Verbindung zwischen Gallenblase und Zwölffingerdarm her. Zu den wichtigen Aufgaben der Leber gehört die Produktion von Verdauungsflüssigkeit und die Weitergabe des Gallensaftes in die Gallenblase. Außerdem baut die Leber Nährstoffe aus dem Darm um, ehe diese in den Blutkreislauf des Herzens gelangen, sprich in das Versorgungsnetz für alle Körperzellen übernommen werden können.

In der Leber werden Nahrungsproteine in arteigene Eiweißsubstanzen umgebaut und eine Vorratshaltung für Notzeiten angelegt, Zuckerstoffe umgewandelt und ebenso gespeichert, damit je nach Belastung und Anforderung ständig »Muskelbenzin« zur Verfügung gestellt werden kann. Außerdem wirkt die Leber wie ein verläßlicher »Staudamm« bei der Aufnahme von Getränken und sie entschärft Substanzen wie Nikotin, Alkohol, Medikamentenrückstände sowie Umweltschadstoffe unterschiedlicher Art, aber vor allem auch Darmgifte.

Die unverzichtbare Kontroll- und Entgiftungsarbeit der Leber wird in ihrer großen Bedeutung für den gesamten Organismus durch die Bevorzugung bei der Durchblutung unterstrichen:
Etwa 1.500 ccm Blut durchströmen das zentrale »Chemiewerk« pro Minute. Dies entspricht immerhin einer Tagesmenge von rund 2.000 Litern.

Die Leber bereitet aus dem Blutstrom und seinen Inhaltsstoffen die verdauungsfördernde Gallenflüssigkeit auf. Gallensäuren emulgieren und zerlegen das Nahrungsfett für die Aufnahme in den Organismus, indem sie sich mit ihnen innigst verbinden. Außerdem regt Gallenflüssigkeit die Muskulatur des Dickdarms an und hilft damit der natürlichen Darmbewegung und Stuhlentleerung auf die Sprünge. Der Gallenblase obliegt die Aufgabe, Gallenflüssigkeit aus der Leber aufzufangen, diese einzudicken und je nach Bedarf in den Darm abzugeben. Von der Leber wird täglich etwa 1 Liter Gallenflüssigkeit produziert, die neben Gallensäuren zum Beispiel Farbstoffe und Mineralsalze enthält.

Ein ungestörter Gallenfluß setzt durchgängige Gallenwege voraus.

Heutzutage sind viele Menschen »Steinträger« und eine große Zahl von ihnen hat nicht die geringste Ahnung davon. Gallensteine sitzen sowohl in der Gallenblase als auch in den Gallengängen und bestehen vorwiegend aus Fettsubstanzen (Cholesterin!) und Kalksalzen.

Wird nicht genügend Gallensäure in der Leber erzeugt, steigt das Risiko der Steinbildung und der Gallenfluß läßt zu wünschen übrig. Üppiger Fettverzehr, regelmäßiger Alkohol- und Nikotinkonsum, Medikamentenmißbrauch und Bewegungsarmut in Verbindung mit geringer Sauerstoffzufuhr strapazieren die Leber und damit auch die Gallenproduktion.

Die grüne Apotheke hält für Magen und Darm, Leber und Galle natürliche und bewährte Wirkstoffe bereit, die ordnend, unterstützend, ausgleichend und vorbeugend in das komplexe Geschehen der Verdauung eingreifen.

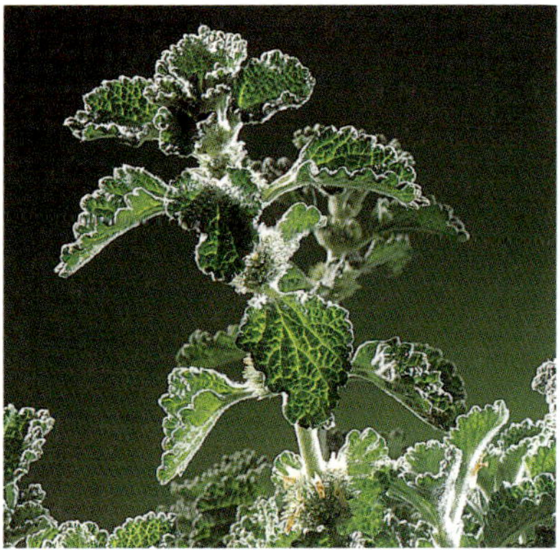

Andorn

Marrubium vulgare

Wie schon im Kapitel 5 über Atemwegserkrankungen erwähnt, wird Andorn wegen seiner wertvollen Gerb- und Bitterstoffe zur Ausscheidung verschiedener Körperflüssigkeiten eingesetzt. Andorn optimiert die Leberfunktionen, hebt die Gallensaftproduktion an und steigert außerdem die notwendige Schleimabsonderung des Darms. Von Andornpreßsaft gehen zahlreiche positive Anstöße bei der Regulierung der gesamten Verdauungstätigkeit aus. Blähungen und Völlegefühl sowie Verdauungsschwäche werden durch die altbewährte Heilpflanze, die mit Melisse, Minze und Salbei verwandt ist, auf biologischem Wege günstig beeinflußt.

Artischocke

Cynara scolymus

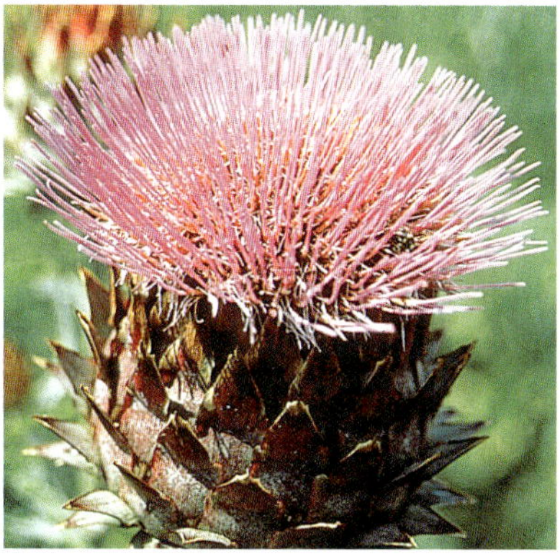

Die Artischockenpflanze ist im Mittelmeerraum beheimatet und hat sich in den vergangenen Jahren auch hierzulande als edles Gemüse durchsetzen können. Der naturreine Heilpflanzensaft der Artischocke verbessert die Tätigkeit von Leber und Galle. Insbesondere dann, wenn die Leber durch einmaligen oder auch fortgesetzten Alkoholkonsum überfordert ist, können die Bitterstoffe der Artischocke entscheidend dazu beitragen, daß sich die Leberzellen schneller regenerieren. Ebenso wird durch die Einnahme von Artischockenpreßsaft der Gallenfluß angeregt und damit einer Steinbildung vorgebeugt.

Es hat die Wissenschaft eine ganze Weile beschäftigt, wie diese Wirkweise der Artischocke zu erklären ist, und das Ergebnis lautet: Der Preßsaft aus frischen Artischockenblättern und -blütenknospen senkt die Blutfette und vor allem den Cholesterinanteil im Serum. Ein überhöhter Cholesterinspiegel zählt zu den hauptsächlichen Verursachern von Gallensteinen. Das hieße im Klartext, jedem cholesteringefährdeten Bundesbürger – und das ist bereits jeder dritte – Artischockenheilpflanzensaft zu empfehlen. Nach neuen Forschungsergebnissen ist die Artischocke ein wahrer Cholesterinkiller!

Neben seiner günstigen Wirkung auf Leber, Galle und die Fettverdauung kann er auch das Herz-Kreislauf-Risiko mindern, indem die gefährlichen Cholesterin- und Blutfettwerte langsam abnehmen. Mit dem Verzehr von Artischockengemüse sind solche günstigen Resultate kaum zu erreichen, trotz seiner wohltuenden Wirkweisen bei Völlegefühl, Übelkeit und Blähungen. Wirksame Dosierungen der konzentrierten Inhaltsstoffe der Artischocke sind in frischem Preßsaft enthalten. Sie wenden sich direkt gegen Beschwerden, die durch eine geschwächte und gestörte Verdauungstätigkeit hervorgerufen sind.

Bärlauch

Allium ursinum

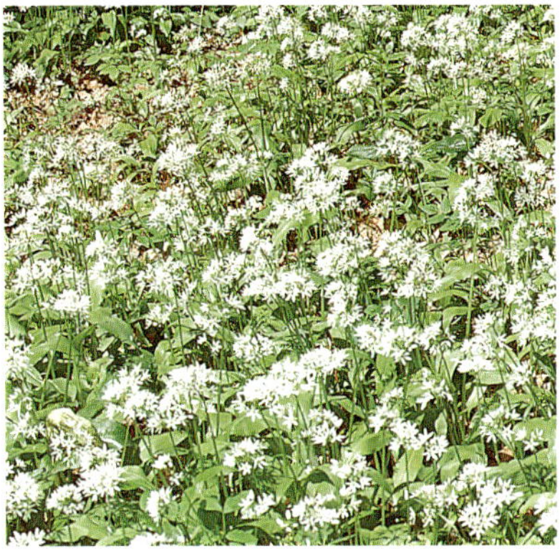

Wie bereits im Kapitel 6 beschrieben, wirkt Bärlauch, der auch unter der Bezeichnung »Wildknoblauch« bekannt ist, nicht nur günstig auf Herz und Gefäße, sondern ist darüber hinaus auch zur Vorbeugung und Behandlung von Magen-Darm-Störungen vorzüglich geeignet. Er hemmt das Wachstum schädlicher Bakterien, ohne die gesunde Darmflora zu schädigen. Geruch und Geschmack sind milde. Eine durch Knoblauch hervorgerufene Geruchsbildung entsteht bei der Verwendung von Frischpflanzensaft vom Bärlauch nicht.

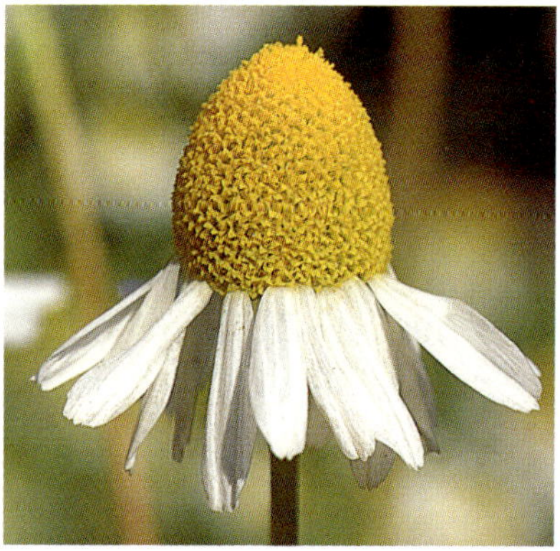

Kamille

Chamomilla recutita

Die Kamille ist in der Volksmedizin so bekannt, daß sich in fast jeder Hausapotheke irgendein Kamillenpräparat befindet. Mütter geben bereits ihren Säuglingen und Kleinkindern Kamillentee, wenn sie sich nicht wohlfühlen und es scheint, als wäre die Heilpflanze das geeignete Kraut gegen alles und für jedes.

Diese pauschale Beurteilung hat der Kamille wenig gedient, denn zwangsläufig stellt sich die Frage, ob dieses anspruchslose Gewächs tatsächlich so wirksam sein kann oder vielmehr bei zahlreichen Unpäßlichkeiten nach dem Motto eingesetzt wird: Hilft nichts, schadet aber auch nicht.

Mit Hilfe der Kamille werden zum Beispiel traditionell Magenprobleme gelöst, Entzündungen aller Art gelindert, die Wundheilung beschleunigt oder die nächste Erkältung auskuriert. Die positiven und seit Jahrhunderten bewährten Wirkweisen der Kamille im Erfahrungsheilkundeschatz konnten den strengen Prüfungen der modernen Medizin standhalten. So ist die Heilpflanze wieder zu vollen Ehren gekommen und wird selbst in Kliniken verordnet und auch angewandt.

Als Rohstofflieferant zur Gewinnung ihres Inhaltsstoffs Azulen wird die Kamille von der pharmazeutischen und kosmetikherstellenden Industrie hochgeschätzt. Welche große Bedeutung die Kamille unter heutigen Gesichtspunkten wieder erwerben konnte, bestätigt die Tatsache, daß in der Dermatologie = Hautmedizin etwa die Hälfte aller Präparate in irgendeiner Form Kamillenbestandteile enthalten.

Alte Kräuterbücher empfahlen die Kamille gegen Plagegeister wie Blähungen, Magenerkältungen, Schmerzen in Magen und Därmen, bei Darmkolik, Völlegefühl, Hämorrhoiden sowie bei Leberleiden. Erstaunlicherweise unterscheiden sich diese Anwendungsbereiche kaum von den uralten Methoden der Erfahrungsmedizin bei vielen Mißempfindungen des gesamten Verdauungstraktes. Dies gilt auf einen Nenner gebracht vom Mund bis zum Analbereich. Die krampflösenden, magenberuhigenden und entzündungshemmenden Eigenschaften der Kamille bieten einen großen Anwendungsradius, so daß man sie auch heute als eine Art von Universalmittel einsetzen und bezeichnen kann. Eines ihrer wichtigsten Anwendungsgebiete ist und bleibt aber, im Magen-Darm-Trakt lindernd und heilend wirksam zu werden.

Vorsicht: In den letzten Jahren wurden vermehrt allergische Reaktionen auf Kamille festgestellt. In solchen Fällen hilft nur eins, meiden Sie die Ursache dieser Unverträglichkeit.

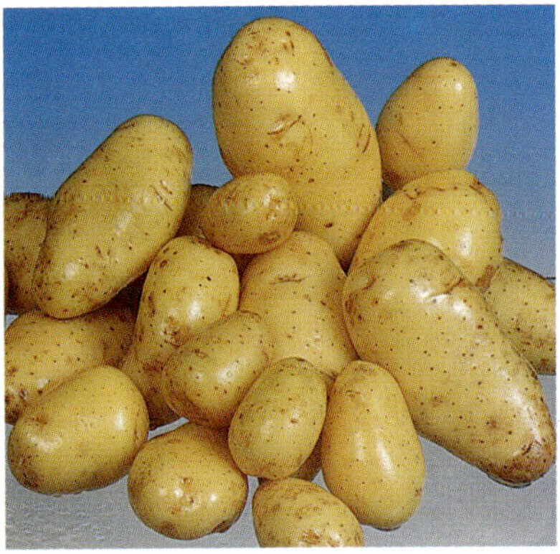

Kartoffel

Solanum tuberosum

Seit Jahrhunderten gehören Kartoffeln in unseren Breiten zu den wertvollen Grundnahrungsmitteln. Doch in ihrer ursprünglichen Form geht der Konsum stetig zurück, weil angesichts der verbreiteten Leidenschaft für Pommes frites und Chips die Kartoffel immer häufiger in verarbeiteter Form auf den Tisch gelangt. Auch hat sich bis zum heutigen Tage ein Vorbehalt der Kartoffel gegenüber noch nicht endgültig ausräumen lassen, der da lautet, Kartoffeln machen dick. Die vorzügliche Knolle ist aber ganz im Gegenteil ein nährstoffreiches und dennoch kalorienarmes Lebensmittel.

Sie bietet neben leicht verdaulicher Stärke wertvolles pflanzliches Eiweiß an. In der Schale gekocht enthält sie Kalium, Kalzium, Magnesium und ist obendrein ein hervorragender Vitamin-C-Lieferant. Was einzig und allein dick macht, ist nicht die Kartoffel, sondern es sind fette Soßen und weitere gehaltvolle Beilagen. Als klassisches basisches Nahrungsmittel wirkt die Kartoffel der zunehmenden Übersäuerung des Organismus direkt entgegen. Diese Übersäuerung in Organen und Geweben ist das Ergebnis des überreichlichen Verzehrs von Industriezucker und Fleischprodukten.

Basische Nahrungsmittel wie die Kartoffel schaffen eine notwendige Balance gegen das Übergewicht der säurebildenden Nährstoffe.

Naturreiner Pflanzensaft aus frischen, biologisch angebauten Kartoffeln bindet überschüssige Magensäure und hat sich deshalb in der Behandlung von Sodbrennen, lästigem Aufstoßen und Völlegefühl traditionell bewährt. Die reichlich vorhandenen Schleimstoffe im Preßsaft der Kartoffel bilden eine Art von Schutzfilm an den empfindlichen Schleimhäuten von Magen und Darm. Der hohe Kaliumanteil wirkt leicht entwässernd. Kartoffelsaft lindert nicht nur krampfartige Magenbeschwerden, die durch überschüssige Magensäure hervorgerufen sind, sondern er unterstützt jede Frühjahrs- beziehungsweise Herbstkur oder auch Saftfastentage mit dem Ziel, Stoffwechselschlacken auszuscheiden und gleichzeitig dabei auf natürliche Weise einige überflüssige Pfunde loszuwerden.

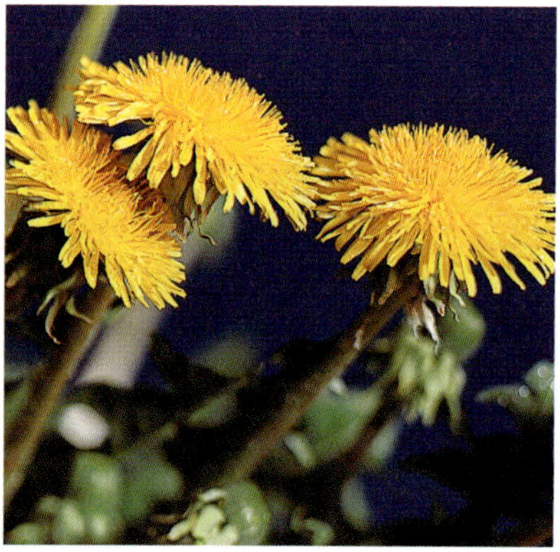

Löwenzahn

Taraxacum officinale

Der genügsame Löwenzahn, auch Butterblume, Milchblume, Märzenbusch oder Pusteblume genannt, ist hierzulande weit verbreitet. Und wenn er sich beispielsweise erst einmal auf Rasenflächen eingenistet hat, dann ist er wegen seiner tiefen, oft mehr als 30 cm langen Pfahlwurzeln kaum mehr aus dem Garten zu verbannen. Was des einen Leid, ist des anderen Freud, und das heißt, der Löwenzahn ist ein ganz erstaunliches Gewächs, denn er hilft gegen allerlei Beschwerden und Erkrankungen. Als Heilpflanze wurde er bereits im 11. Jahrhundert von arabischen Ärzten und im 13. Jahrhundert in Kräuterbüchern deutscher Mönche erwähnt. Löwenzahn galt als Schönheitsmittel, wurde bei Augenentzündung verwandt und sollte angeblich Warzen zum Verschwinden bringen, wenn diese am dritten Tag des abnehmenden Mondes mit Löwenzahnsaft beträufelt wurden.

Aus phytotherapeutischer Sicht von heute ist der Löwenzahn eine Stimulanz für den gesamten Zellstoffwechsel des Organismus. Er regt die Leberfunktion an, aktiviert die Hormonproduktion und tut damit der Bauchspeicheldrüse gut. Löwenzahn sollte generell zur Vorbeugung von Leber- und Gallenblasenstörungen empfohlen werden. Da die Heilpflanze fast alle inneren Organe günstig beeinflußt, ist die Liste seiner Wirkweisen lang. Dazu zählen Appetitlosigkeit, Magenprobleme, die Stabilisierung des Kreislaufs sowie seine antisklerotische und mildabführende Wirkung. Durch die den Stoffwechsel aktivierenden Bitterstoffe wird die gesamte Verdauung, insbesondere die Produktion des Gallensaftes und damit die Fettverdauung erleichtert. Auch das Völlegefühl nach schweren Mahlzeiten puffert der Löwenzahn ab. Sein hoher Kaliumanteil sorgt für die anerkannt harntreibende Wirkung.

In Frankreich nennt man darum die Heilpflanze auch volkstümlich-herb »Bettseicher« und im Norden Deutschlands zuweilen »Pißblom«. Gerade wegen seiner anregenden Wirkung auf Leberfunktion und Harnausscheidung ist der Heilpflanzensaft des Löwenzahns ein klassisches Mittel zur Unterstützung der Frühjahrskur mit dem Ziel, »Stoffwechselmüll« auszuscheiden und das Blut zu reinigen. Eine ganz besondere Fähigkeit des Löwenzahns besteht darin, der Bildung von Gallensteinen vorzubeugen. Sollten Sie, liebe Leserinnen und Leser, zur Steinbildung neigen, bietet sich neben der klassischen Frühjahrs- eine weitere Herbstkur mit dem naturreinen Heilpflanzensaft an. Er ist auch für eine Langzeittherapie geeignet.

Vorsicht: Wie bei allen bitterstoffhaltigen Drogen können Magenbeschwerden, soweit diese auf einem Überschuß an Magensäure beruhen, durch die Einnahme von Löwenzahn verstärkt werden.

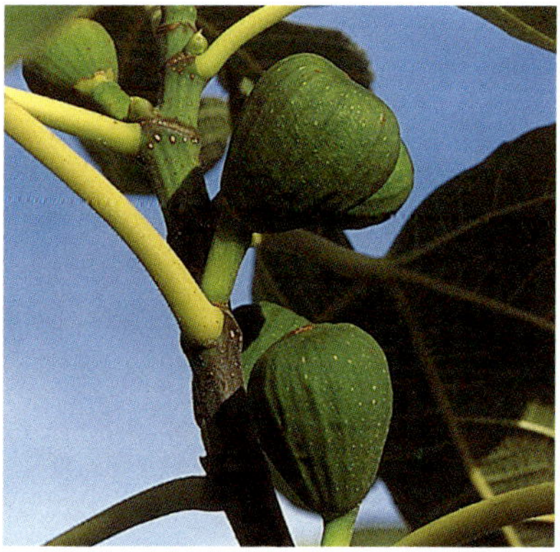

Manna-Feigen-Sirup

Zuweilen klappt der Stuhlgang nicht ohne sanfte Unterstützung. Und soweit kein gewohnheitsmäßiger Mißbrauch von Abführhilfen erfolgt, ist gegen die begründete und zeitlich begrenzte Selbstmedikation auch überhaupt nichts einzuwenden.

Die meisten Menschen verstehen unter dem Begriff Verstopfung eine verzögerte Stuhlausscheidung und sind von ihr beunruhigt. Diese »Verstopfung« ist aber lediglich ein Signalsymptom, jedoch keine Krankheit an sich! Nur wenn tatsächlich und unvermittelt eine wahre Verstopfung auftritt – und dies im Gegensatz zu früherem Darmverhalten – kann eine ernste Darmerkrankung vorliegen. In diesem Fall sollte unverzüglich ärztlicher Rat eingeholt werden!

Etwas völlig anderes dagegen ist eine verzögerte Stuhlentleerung, die bereits seit geraumer Zeit besteht und auf verschiedenen Ursachen beruhen kann. Die bange Frage vieler Betroffener lautet: Bedeutet dieser lästige Zustand Gefahr für meine Gesundheit? Nicht zwangsläufig, sagen die Ärzte, denn allzu oft handelt es sich bei der verzögerten Darmentleerung um die Folgen streßbedingter Verkrampfungen im Darmtrakt.

Häufig ist die Ursache ein selbstverordnetes Abführmittel, das gewohnheitsmäßig wegen der vermeintlichen Verstopfung eingenommen wird und die Darmmuskeln zum gefürchteten Müßiggang veranlaßte.

Wie häufig soll überhaupt eine Darmentleerung stattfinden, was gilt als normal? Es gibt keine feste Regel, da individuelle Unterschiede bestehen und außerdem die Art und Menge der Nahrung und Getränke das gesamte Verdauungsgeschehen bestimmen. In den allermeisten Fällen findet eine Stuhlentleerung am Tag statt. Manche Menschen gehen auch zwei- oder gar dreimal täglich zur Toilette. Andere haben nur jeden zweiten oder dritten Tag Stuhlgang.

Es gibt aus medizinischen Gründen überhaupt keinen Anhaltspunkt in dem Sinne, daß die Darmentleerung unbedingt jeden Tag stattfinden muß ...

Hervorgerufen durch das Schlankheitsideal unserer Tage steht heute der Weg zur Toilette vielfach unter enormem Leistungsdruck. Dabei sollte man(n)/frau den Darm unverkrampft in Ruhe lassen, denn erfahrungsgemäß funktioniert er dann am besten.

Eine wichtige Grundvoraussetzung für gesunde und natürliche Verdauungsvorgänge ist die bereits erwähnte vernünftige Lebensführung. Auch festgelegte Zeiten für den Stuhlgang sind wichtig, damit sich der Körper daran gewöhnen kann.

Ärzte verordnen zurecht Abführhilfen nur in begründeten Fällen, und diese Vorsicht sollte auch bei der eigenverantwortlichen Selbstmedikation immer im Vordergrund stehen, denn selbst sogenannte pflanzliche Abführhilfen können zu Abhängigkeit führen.

Zur sanften Anregung der natürlichen Darmfunktion ist Manna-Feigen-Sirup bei allen Erkrankungen geeignet, die eine möglichst weiche Stuhlkonsistenz erfordern. Liegen zum Beispiel Hämorrhoiden oder schmerzhafte Risse in der Analschleimhaut vor oder muß nach einem operativen Eingriff längere Zeit das Bett gehütet werden, benötigt der Stuhlgang wirksame Hilfe.

Das milde Abführmittel Manna-Feigen-Sirup wird, wie der Name sagt, aus Feigen und dem natürlichen Manna von der im Mittelmeerraum beheimateten Esche gewonnen. Diese gibt nach dem Stich der Manna-Zikade eine weiße mannithaltige Masse ab. Ohne jeglichen Zusatz von Konservierungsstoffen bleibt der zuckerhaltige Saft völlig unbearbeitet erhalten. Die Masse wird lediglich eingedickt und mit Feigen angereichert. Manna-Feigen-Sirup wirkt ausgesprochen mild und ist daher selbst in der Schwangerschaft und sogar für Kinder als Abführhilfe geeignet.

Für jeden Fall von Darmträgheit und verzögerter Darmentleerung gilt: Achten Sie auf reichliche Flüssigkeitszufuhr. Beim Erwachsenen sind das mindestens 1 1/2, noch besser 2 Liter über den Tag verteilt.

Schafgarbe

Achillea millefolium

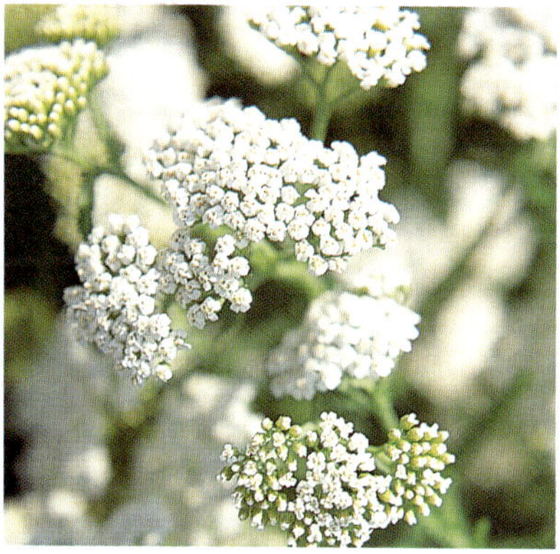

Ihren lateinischen Namen verdankt die Schafgarbe dem griechischen Helden Achilles. Ihm soll die Göttin Aphrodite persönlich empfohlen haben, seine berühmt-berüchtigte Ferse, die er sich bekanntlich bei den Kämpfen um Troja verletzte, mit Schafgarbe zu behandeln.

In Frankreich trägt die Schafgarbe den Namen »Augenbraue der Venus«, was aber mit Sicherheit nicht ihrem Erscheinungsbild entspricht, denn das Heilkraut sieht eher gewöhnlich aus. Seine Blätter sind schmal, die Blüten klein, weiß bis rötlich gefärbt und in Scheindolden angeordnet. Dies zeigt deutlich, daß es sich um eine Pflanze aus der Familie der Korbblütler handelt. Schafgarbe wächst überall, auf Wiesen, an Wegrändern und am Waldrand, so daß ihr jeder Spaziergänger schon begegnet sein dürfte. Sie duftet aromatisch, aber etwas streng.

Die bescheidene Schafgarbe tranken unsere Vorfahren bei Magenverstimmungen und Erkältungen täglich als Gebräu, das mit Wein versetzt war. Etwa 100 g Blüten wurden mit einem Liter Wein angesetzt, etwa eine Woche in die Sonne gestellt und dann abgeseiht. Hernach süßte man das Getränk mit Honig.

Heute steht naturreiner Heilpflanzensaft aus blühendem Schafgarbenkraut zur Behandlung von Magen-Darm-Beschwerden zur Verfügung. Wegen seiner krampflösenden und beruhigenden Wirkung wird Schafgarbensaft traditionell bei schmerzhaften Beschwerden im kleinen Becken angewendet.

Als Verwandte der Kamille beweist die Schafgarbe ihre Wirksamkeit bei spasmolytischen = krampfartigen Menstruationsbeschwerden und insbesondere bei Verdauungsschwäche, die auf einem Mangel an Magensäure beruhen. Wegen seiner choleretrischen, das heißt die Gallensaftproduktion begünstigenden Wirkung kann Preßsaft aus dem frischen blühenden Schafgarbenkraut Völlegefühl, Magen-Darm-Verstimmungen, Appetitlosigkeit und weitere funktionelle Störungen im Verdauungstrakt beeinflussen und sogar ausheilen.

Vorsicht: Bei allgemeiner Überempfindlichkeit gegen Korbblütler sollte Schafgarbe nicht angewandt werden.

Schwarzrettich

Raphanus sativus

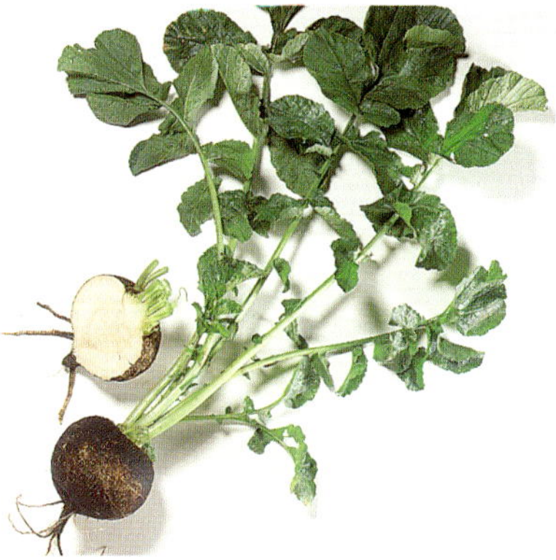

Wie im Kapitel 5 über die Erkrankungen der oberen Atemwege bereits beschrieben, begünstigt Schwarzrettich die Bildung körpereigener Sekrete. Dies gilt auch für den Verdauungstrakt, insbesondere für die Leber und damit verbundene Verdauungsstörungen. Die Wirkstoffe des Schwarzrettichs regen die Leberfunktionen gezielt an, mehr verdauungsfördernde Gallenflüssigkeit bereitzustellen und diese portionsweise in den Darmkanal weiterzuleiten. Hierdurch wird Gallenbeschwerden, die mit Stauungen und/oder Entzündungen in den Gallenwegen in Verbindung stehen können, vorgebeugt. Bei Verdauungsbeschwerden mit Gallenabflußstörungen sollte eine dreiwöchige Kur mit naturreinem Schwarzrettichheilpflanzensaft erfolgen. Diese medizinisch fundierte Anwendung des Schwarzrettichs ist im übrigen nur in Form des Heilpflanzensaftes bekannt und wissenschaftlich belegt.

Vorsicht: Bei vorhandenen Gallensteinen sollte der Heilpflanzensaft nur nach Absprache mit dem behandelnden Arzt verwendet werden.

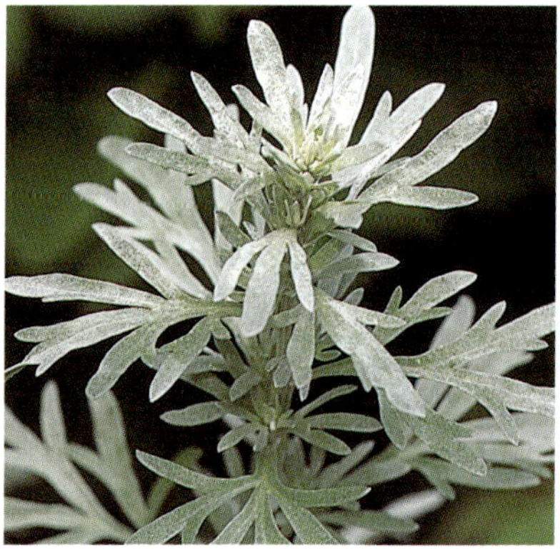

Wermut

Artemisia absinthium

Heilpflanzen und -kräuter haben die Menschen seit der Antike in Wein gekocht oder eingelegt. Heutzutage ist dieser Brauch nahezu vergessen, aber wir genießen hin und wieder als Aperitif einen Vermouth. Dieser hat jedoch mit der buschigen Pflanze, die an Stengel und Blättern silbrig behaart ist und gelbe Blütenköpfchen trägt, wenig gemeinsam. Höchstens den bitteren und appetitanregenden Geschmack.

»Ist einer grün wie ein Laubfrosch, mager wie eine Pappel, nimmt täglich ab an Gewicht und Humor und wirft keinen Schatten mehr, dann probiere er es mit einem Teelöffel voll Wermuttee alle zwei Stunden«, schrieb Pfarrer Johann Künzle (1857 - 1945) über das Heilkraut. Auch der Hofmedicus Huschke bevorzugte Wermut bei der Behandlung seines prominenten Patienten Johann Wolfgang von Goethe. Dieser litt von Jugend auf an Verstopfung und benötigte sowohl Magen- und Darmanregung als auch die Unterstützung von Galle und Leber. Goethe nahm die Verordnung sehr ernst, soll sich aber über den bitteren Geschmack eines Gebräus aus Wermut und Tausendgüldenkraut mächtig beschwert haben. Der Geschmack verrät es sofort: Wermut ist eine Bitterstoffdroge. Sie schafft Erleichterung bei Beschwerden, die durch eine zu geringe Magensäureproduktion verursacht sind sowie bei Appetitlosigkeit und Störungen des Gallenflußes, Völlegefühl und Blähungen.

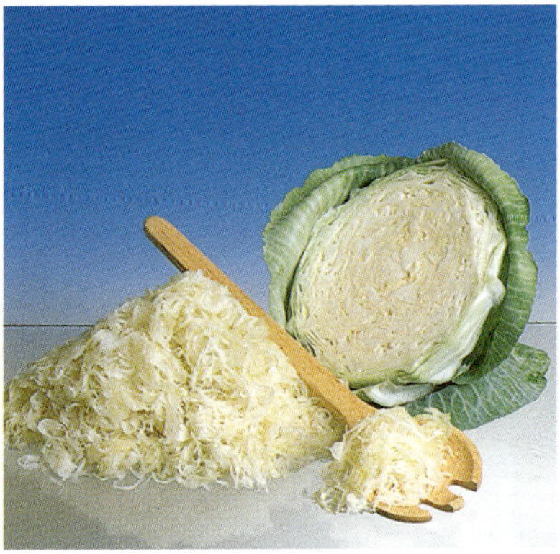

Weißkohl und Sauerkraut

Brassica oleracea

Etwas, das so mühelos zu haben ist wie der Weißkohl, kann doch nichts Außergewöhnliches sein, denkt sich so mancher unter uns. Aber weit gefehlt, der Weißkohl ist etwas ganz Besonderes. In breiten Kreisen der Bevölkerung war der Kohl noch vor wenigen Jahrzehnten eines der wichtigsten und erschwinglichen Lebensmittel, häufig sogar das einzige Gemüse in der kalten Jahreszeit. Daher stammt sein schlechtes Image als »Arme-Leute-Essen« mit typischem Geruch.

Der modernen Medizin war der gesundheitliche Nutzen des Weißkohls bis vor kurzem völlig unbekannt. Nur in der Volksheilkunde wurde Weißkohlsaft als wirksames Mittel gegen Magen- und Zwölffingerdarmgeschwüre hochgeschätzt. Die dafür verantwortlichen Substanzen im Weißkohl erhielten die Bezeichnung Anti-Ulkusfaktor, denn die Wirkstoffe des Weißkohlsaftes schützen die Magenschleimhaut vor dem Zugriff überschüssiger Magensäure und verbessern die Chance, Geschwüre auszuheilen. Diese Wirkung ist mittlerweile klinisch nachgewiesen.

Weißkohlsaft ist zwar mit Hilfe eines passenden Gerätes in der Küche selber herzustellen, aber dieses Unterfangen ist doch recht aufwendig und mühsam. Außerdem sollte der Weißkohl nachweislich von unbelasteten Feldern aus biologischem Anbau stammen, haltbar sein und damit jederzeit zur Verfügung stehen. Heute ist Weißkohlsaft in Reformhäusern und Apotheken erhältlich.

Ein altbewährtes Lebens- und Heilmittel wird durch Gärung aus Weißkohl hergestellt, das allseits beliebte Sauerkraut. Sein Reichtum an Milchsäure wirkt garantiert verdauungsfördernd, aber dem nicht genug: Sauerkrautsaft putzt den Darm regelrecht durch. Neben der Stuhlregulierung bietet sich Sauerkrautsaft als hervorragendes Mittel für eine Frühjahrs- beziehungsweise Herbstkur und/oder zur Blutreinigung an.

Vorsichtig sollten dabei magenempfindliche und zu Blähungen neigende Mitmenschen sein. Kümmel- oder Fencheltee schaffen als direkte Gegenspieler Abhilfe. Wer trotzdem Bedenken hat, sollte unbedingt mit seinem Arzt oder Apotheker das Problem ansprechen.

Regelschmerzen müssen nicht sein

Über Menstruationsbeschwerden klagen unzählige Frauen. Etwa 10 bis 20 Prozent der Patientinnen, die eine gynäkologische Praxis aufsuchen, leiden unter krampfartigen Schmerzzuständen im Unterleib und Rücken, die häufig nur ungenau lokalisiert werden können. Hinzu kommen Spannungen in der Brust, Kopfschmerzen, Übelkeit und Erbrechen sowie starke und langanhaltende Blutungen.

Unseren weiblichen Vorfahren dürfte es auch nicht viel besser ergangen sein, denn seit eh und je wird eine ganze Reihe von Heilpflanzen zur Linderung dieser typisch weiblichen Beschwerden angeboten.

Die fruchtbare Lebensphase einer Frau dauert hierzulande rund 40 Jahre, von der ersten Regel mit 12,5 bis zur Menopause mit durchschnittlich fast 53 Jahren. Zieht man von diesem Zeitraum rund zwei Jahre für zwei Schwangerschaften und Geburten ab, so muß die Frau – natürlich rein statistisch gesehen – 500mal mit einer Monatsblutung rechnen. Bei einer durchschnittlichen Dauer von drei Tagen verbringt sie also fast 1.500 Tage oder vergleichsweise 4 Jahre ihres Lebens mit der Regel.

Die knappe Hälfte der Frauen erlebt diese Tage als völlig unproblematisch ohne Beeinträchtigungen in Beruf und Haushalt.

32 Prozent empfinden sie jedoch zumindest als lästige, oft schmerzhafte Behinderung, und 22 Prozent beklagen sich über intensive krampfartige Beschwerden, die sogar bis zur Arbeitsunfähigkeit führen können. Derartige Beeinträchtigungen sollten jedoch nicht schicksalergeben hingenommen und erduldet werden, heißt es in einer aktuellen Stellungnahme des Berufsverbandes der Frauenärzte e. V. Die Beschwerden lassen sich nämlich in vielen Fällen mit gutem Erfolg behandeln, und zwar durch Änderungen des Lebensstils und heilsame Substanzen aus der grünen Apotheke.

Wenn sich Beschwerden einige Tage vor der Regelblutung einstellen, spricht man vom »Prämenstruellen Syndrom«. Zur Behandlung verordnen Frauenärzte und -ärztinnen meistens krampflösende und/oder schmerzlindernde Medikamente, mitunter Hormongaben sowie wassertreibende Mittel.

Die körperlichen Beschwerden während der Regel haben jedoch nur bei etwa jeder fünften Frau auch körperliche Ursachen, heißt es in der erwähnten Stellungnahme des Frauenärzteverbandes. Häufig sind psychische Gründe, unter anderem eine negative Einstellung zur Menstruation dafür verantwortlich zu machen. Viele Frauen, die über starke Monatsschmerzen klagen, wissen, daß schon ihre Mütter diese Beschwerden hatten. Es liegt aber keine erbliche Veranlagung vor, sondern vielmehr ist die negative Einstellung der Grund dafür, weil sie den Frauen vorgelebt wurde.

Nach Erfahrungen von Gynäkologen sind seelisch bedingte körperliche Beschwerden mit Hilfe unterschiedlicher Entspannungsmethoden wie autogenes Training, Atemübungen und Yoga optimal zu beeinflussen. Regelmäßiger Schlaf, Freizeitsport und Gymnastik sowie leichte, vitaminreiche Kost tragen ebenfalls dazu bei, sich vor und während der Periode ausgeglichener und wohler zu fühlen. Nützlich sind ebenfalls Gespräche mit anderen Frauen über die Menstruation. In solchen Selbsthilfegruppen lernen die Betroffenen ihren Körper und Zyklus besser kennen und zu verstehen. Allein durch das Sprechen darüber stellen sich häufig Sicherheit und Entspannung ein und die Beschwerden werden nicht mehr so wichtig genommen.

In vielen Fällen verbirgt sich jedoch hinter quälenden Regelschmerzen eine sogenannte Endometriose, eine gutartige Erkrankung, die erfolgreich zu behandeln ist. Nach Angaben des Frauenärzteverbandes ist die Endometriose nach dem Myom die zweithäufigste gutartige Frauenkrankheit. Sie spielt übrigens auch in vielen Fällen eines unerfüllten Kinderwunsches eine wichtige Rolle.

Die typischen Signalsymptome einer Endometriose sind krampfartige Schmerzen, die ein bis zwei Tage vor Blutungsbeginn einsetzen und wenige Stunden zuvor oder mit Beginn der Blutung schlagartig nachlassen. Auch Schmerzen beim Verkehr oder Stuhlgang können auf eine Endometriose hinweisen. Ursache der Störung ist eine Wucherung der Gebärmutterschleimhaut nicht nur innerhalb des Organs, nämlich genau dort, wo sie natürlicherweise hingehört, sondern auch an falschen Stellen. Das heißt, an den Außenseiten der Gebärmutter, der Eierstöcke und Eileiter, auf der Harnblase, dem Darm oder sogar am Bauchfell. Diese Störung tritt am häufigsten im Alter zwischen 25 und 40 Jahren auf. Es ist also ratsam, bei starken Regelbeschwerden den Frauenarzt aufzusuchen, denn mit Hilfe einer sorgfältigen gynäkologischen Untersuchung, die vielfach durch eine Bauchspiegelung ergänzt werden muß, ist eine Endometriose zu diagnostizieren. Bei diesem Eingriff können die wuchernden Schleimhäute vielfach entfernt und mit medikamentöser Behandlung weitere Schleimhautwucherungen verhindert werden. Es besteht jedoch das Risiko, daß einige Zeit nach Abschluß der Behandlung die Beschwerden erneut auftreten. Erst nach den Wechseljahren heilt die Endometriose endgültig aus.

Sind durch gründliche Untersuchung die eventuellen körperlichen Ursachen quälender Regelschmerzen abgeklärt und solche auszuschließen, kann die Naturheilkunde mit Hilfe von Pflanzenwirkstoffen im gesamten Bereich der Regelstörungen gute Dienste leisten.

Gänsefingerkraut

Potentilla anserina

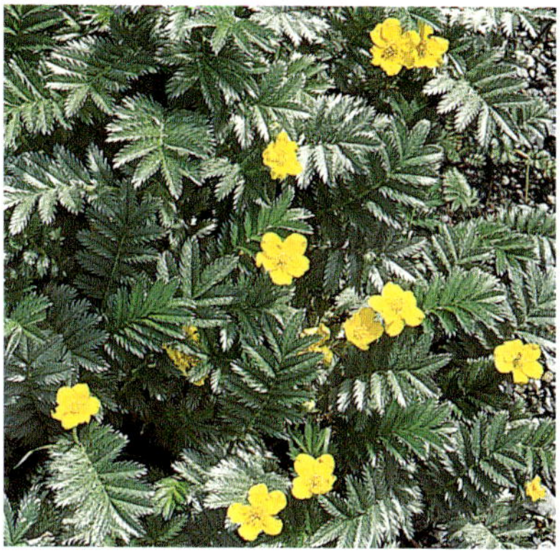

Das Gänsefingerkraut ist in der Volksmedizin auch unter dem Namen Krampfkraut oder Gänserich bekannt. Die Heilpflanze wächst auf Wiesen, an Fluß- und Wegrändern und Gräben und ist kein typisches mitteleuropäisches Gewächs. Gänsefingerkraut ist weltweit verbreitet.

Gänsefingerkraut ist ein vorzügliches Entkrampfungsmittel. Schon Pfarrer Kneipp hat es bei Periodenschmerzen, Bauch- und Wadenkrämpfen verordnet, und in der Volksmedizin gehört es seit eh und je zu den Frauenarzneien.

Der frische Preßsaft aus naturreinem Gänsefingerkraut entfaltet seine Wirkung bei gestörter, schmerzhafter oder starker Regelblutung, die von Krämpfen begleitet ist. Die Gerbstoffe der Heilpflanze bieten darüber hinaus wirksame Hilfe bei unspezifisch auftretenden Durchfällen und lindern Magen- und Darmkrämpfe. Gänsefingerkraut wird gern und häufig mit ähnlich wirkenden Pflanzendrogen kombiniert.

Vorsicht: Beschwerden bei Reizmagen können sich durch die Einnahme von Gänsefingerkraut zuweilen verstärken.

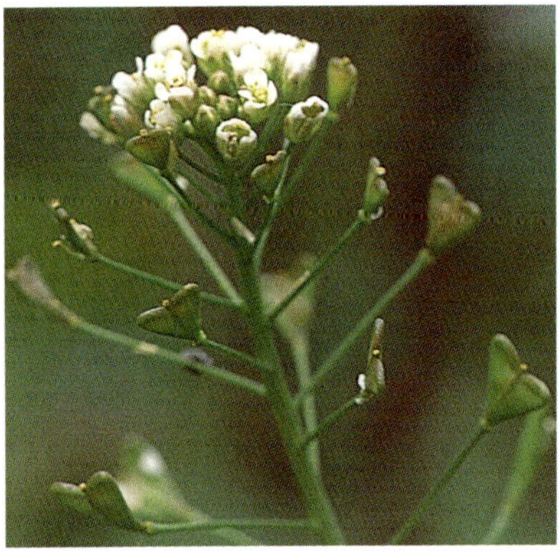

Hirtentäschelkraut

Capsella bursa-pastoris

Hirtentäschel ist auch unter den Bezeichnungen Bauernsenf, Herzkraut oder Schinkenkraut bekannt und zählt zu den besonders vitalen Pflanzen unserer Breiten. In jeder kleinsten Ritze, selbst zwischen Pflastersteinen kann es gedeihen und blühen. An ein- und derselben Pflanze befinden sich zu gleicher Zeit Knospen, Blüten und Früchte. Die Blüten sind weiß und ähneln in ihrer Form denen der Senfpflanze. Die Früchte bilden winzige Täschchen und die Blätter eine Rosette am Boden. Hirtentäschel wird seit dem Altertum wegen seiner natürlichen Wirkstoffkombination, die das Gefäßsystem günstig beeinflußt, hochgeschätzt. Bereits Paracelsus verordnete Hirtentäscheltee bei ungewöhnlich starken Blutungen, insbesondere solchen der Frauenorgane.

Was die Volksmedizin längst wußte, haben wissenschaftliche Untersuchungen bestätigt. Weil es die Gefäße zusammenziehen kann, wirkt Hirtentäschel blutstillend. Außerdem optimiert es die Blutgerinnung. Diese Fähigkeiten des Heilkrauts werden vorwiegend in der Frauenheilkunde, aber auch äußerlich bei starkem Nasenbluten genutzt. Mit der Einnahme von Preßsaft aus frischem Hirtentäschelkraut können sowohl starke und längerandauernde Menstruationsblutungen als auch andere Blutungen eingedämmt werden. Gegenanzeigen, Neben- oder Wechselwirkungen mit anderen Medikamenten sind nicht bekannt.

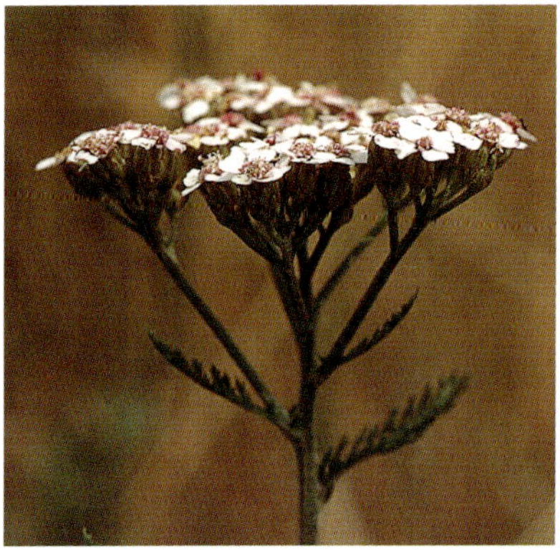

Schafgarbe

Achillea millefolium

Wie schon im Kapitel 7 über Magen-Darm-Beschwerden erwähnt, besitzt die Schafgarbe beruhigende und krampflösende Eigenschaften, die im Bereich des kleinen Beckens wirksam werden. Als Verwandte der Kamille zeigt die Schafgarbe auch und gerade in der Symptomatik krampfartiger Menstruationsbeschwerden ihre bewährte Wirksamkeit und sollte allein oder in Verbindung mit Gänsefingerkraut und Hirtentäschel Anwendung finden.

Dem sei noch hinzugefügt: Zur Entwässerung, sprich Anregung der Nierentätigkeit bei Frauen, die in bestimmten Regelzyklen aufschwemmen, ist Artischockenfrischpflanzensaft ein vorzügliches Mittel. Das bleierne Gefühl in den Beinen und das ungute Empfinden der Schwere in allen Gliedern wird durch die Einnahme deutlich gemindert.

Sehr heftige Blutungen oder solche außerhalb der Regel und andere Abweichungen sind immer ein Anlaß, unverzüglich ärztlichen Rat einzuholen.

Wechseljahrbeschwerden mit natürlichen Mitteln lindern

Die Wechseljahre sind bei vielen Frauen von unterschiedlichen Mißempfindungen gekennzeichnet. Sie klagen über Hitzewallungen (fliegende Hitze), Schweißausbrüche, Schlafstörungen und Kopfschmerzen, gelegentlich auch über Schwächezustände oder Ziehen in den Gelenken. Manche Frauen fühlen sich niedergeschlagen und antriebsgehemmt oder sind plötzlich übernervös und reizbar. Die meisten dieser Symptome lassen sich heute durch Hormonpräparate mildern und sogar beseitigen. Aber viele Frauen haben aus unterschiedlichen Beweggründen eine Abneigung gegen solche Präparate und diese sollten eigentlich nicht quasi wie mit einer Gießkanne allen Frauen verordnet werden, sondern denjenigen vorbehalten bleiben, die unter ihren Beschwerden wirklich leiden.

Letztendlich ist die Einstellung der Frau zum Klimakterium und ihr Verhältnis zum eigenen Körper und Alter von ganz entscheidender Bedeutung. Dies gilt insbesondere für das Empfinden und Einschätzen der Beschwerden.

Sowohl die Menstruationszyklen als auch das Klimakterium sind normale physiologische Ereignisse und für sich genommen kein krankhaftes Geschehen.

Als Menopause wird der Zeitpunkt der letzten Menstruation bezeichnet, wenn rückblickend etwa 12 Monate lang keine weitere vom Ovar gesteuerte Blutung eingetreten ist. Nach dieser letzten Menstruation erlischt die Fruchtbarkeit der Frau, und dieser Abschied von einer wichtigen Lebensphase stimmt vielfach besorgt und traurig.

Die Menopause liegt heute meistens zwischem dem 45. und 53. Lebensjahr. Frauen mit einer frühen ersten Regelblutung erleben häufig eine späte Menopause, und ebenso wie der erste Monatszyklus im Leben einer jungen Frau durch allmähliche Hormonveränderungen vorbereitet wird, ist das Klimakterium durch die langsam nachlassende Hormonproduktion geprägt. Der Ovulations- und Blutungszyklus setzt nicht unvermittelt aus. Er zeigt sich zunächst unregelmäßig und wird schließlich mit der Menopause beendet.

Längst nicht alle Frauen leiden im Klimakterium unter Beschwerden, aber diejenigen, die darüber klagen, haben es oft nicht leicht. Neben Hitzewallungen gehören depressive Verstimmungen zu den häufigsten Mißempfindungen dieses Lebensabschnitts. Zweifellos kommt auch von der psychosozialen Seite eine verstärkende Komponente hinzu. Es ist das Gefühl, nicht mehr weiblich und attraktiv zu sein wie früher, das durch eine gewisse Orientierungslosigkeit verstärkt wird. Zu diesem Zeitpunkt gehen meistens die Kinder endgültig aus dem Haus und beginnen ihr eigenes Leben. Das »Leere-Nest-Syndrom« vermittelt den Eindruck, nicht mehr gebraucht zu werden und bald zum alten Eisen zu gehören.

Werden die psychisch belastenden Eindrücke des klimakterischen Lebensabschnitts rechtzeitig wahrgenommen und Aufgaben außerhalb der Familie übernommen, hat diese Herausforderung in den meisten Fällen einen positiven Einfluß auf das Gesamtbefinden der Frau. Die Menopause ist nämlich kein Anlaß zur Resignation, denn gerade unter dem Gesichtspunkt der angewachsenen Lebenserwartung sollte sie als positiver Einstieg in einen neuen und erfüllten Lebensabschnitt betrachtet werden. Auch gehen die sexuellen Empfindungen nach der Menopause nicht verloren, häufig verstärken sie sich sogar.

Wie das Klimakterium mit seinen Unpäßlichkeiten erlebt und verarbeitet wird, liegt weitgehend an der eigenen, positiv gesteuerten Geisteshaltung und Lebensplanung. Alltägliche Beschwerden sind mit konzentrierten Wirkstoffen aus der grünen Apotheke auf natürliche Weise und nebenwirkungsfrei zu behandeln. Schwerwiegende Beeinträchtigungen des Befindens gehören dagegen unbedingt in die Obhut eines Gynäkologen, der eventuell zu einer Hormontherapie rät.

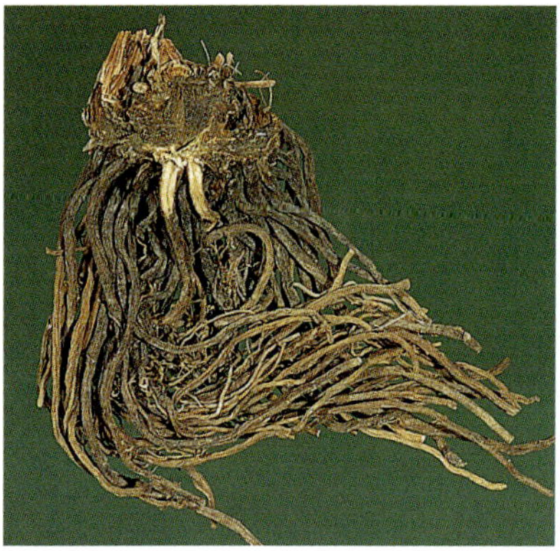

Baldrian

Valeriana officinalis

Baldrian ist zwar kein direktes Mittel gegen die Beeinträchtigungen der Wechseljahre, aber bei Unruhezuständen, nervös bedingten Einschlafstörungen und allgemeiner Reizbarkeit eine nebenwirkungsfreie pflanzliche Hilfe, um die eigene Balance und Gelassenheit wiederzufinden. Die bitter-scharfe Wurzel des Baldrians zählt zu den am besten erforschten pflanzlichen Drogen. Die Inhaltsstoffe wirken teilweise über die Großhirnrinde und andererseits über das vegetative Nervensystem beruhigend, ausgleichend und schlaffördernd.

Nach neuen Forschungsergebnissen steigert Baldrian die Konzentration, ohne eine Ermüdung herbeizuführen. In der Hauptsache wird Baldrian bei seelisch-nervösen Funktionsstörungen sowie Nerven- und Kopfschmerzen, Schlafschwierigkeiten, Unruhe und Verdauungsstörungen empfohlen.

Im Gegensatz zu chemischen Beruhigungs- und Schlafmitteln eignet sich der naturreine Heilpflanzensaft des Baldrians auch zur Langzeittherapie, ohne dabei Gewöhnungseffekte und Suchtgefahren befürchten zu müssen.

Neben-, Gegen- und Wechselwirkungen mit anderen Medikamenten sind bei Baldrian nicht zu befürchten.

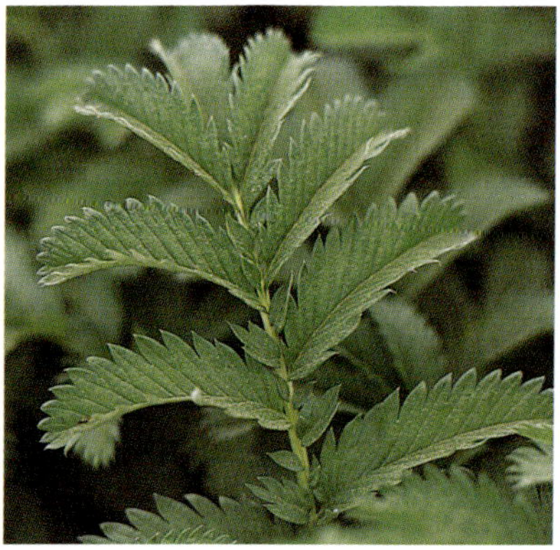

Gänsefingerkraut

Potentilla anserina

Wie schon im Kapitel zuvor über Menstruationsbeschwerden beschrieben, hilft Gänsefingerkraut bei starken, schmerzhaften Regelblutungen, die mit krampfartigen Beschwerden einhergehen. Da diese vor der Menopause nicht selten vorkommen, sind die krampflösenden Eigenschaften des Gänsefingerkrauts auch in diesen Fällen eine natürliche Alternative aus der grünen Apotheke.

Johanniskraut

Hypericum perforatum

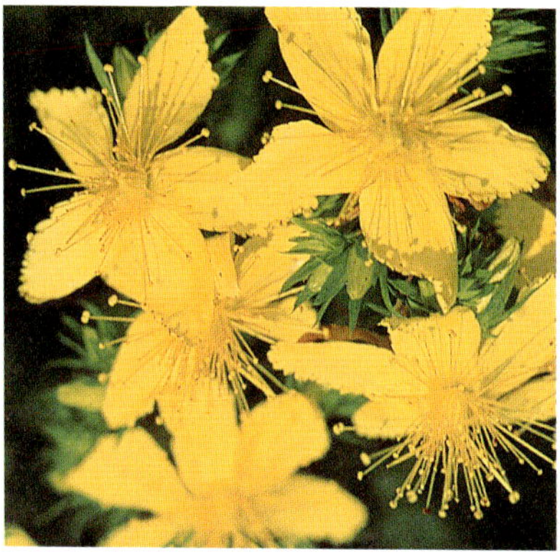

Die geheimnisvollen Wirkweisen des Johanniskrauts waren bereits in der Antike bekannt. So band man das blühende Kraut um die Köpfe der verehrten Götterstatuen. Außerdem nutzte man die Kräfte des Heilkrauts, um Hexen und böse Geister zu vertreiben. Die sagenumwobene Pflanze wurde früher nur am Johannistag (24. Juni) und just in der Mittagszeit gepflückt, weil sie angeblich nur dann ihre Wirksamkeit entfalten konnte.

Heute findet die Ernte des blühenden Krautes in den Monaten Juni und Juli statt, weil es in dieser Zeit seinen vollen Anteil der Wirkstoffe entfaltet.

Wurden unsere Vorfahren von »schweren Gedanken« und »Melancholie« erfaßt, so glaubten sie steif und fest daran, daß Dämonen und Zauberwesen ihre Seele in Besitz genommen hatten. Darum empfahl bereits Paracelsus Johanniskraut wegen seiner aufhellenden Wirkung als wunderbares Gegenmittel. Der weise Arzt wußte genau, daß die Heilpflanze gegen depressive Verstimmungen seiner Patientinnen und Patienten vorzüglich half.

Leider geriet diese innerliche Anwendung des Johanniskrauts bald wieder in Vergessenheit, während es als Wundheilmittel bei Verletzungen und Verbrennungen, aber auch

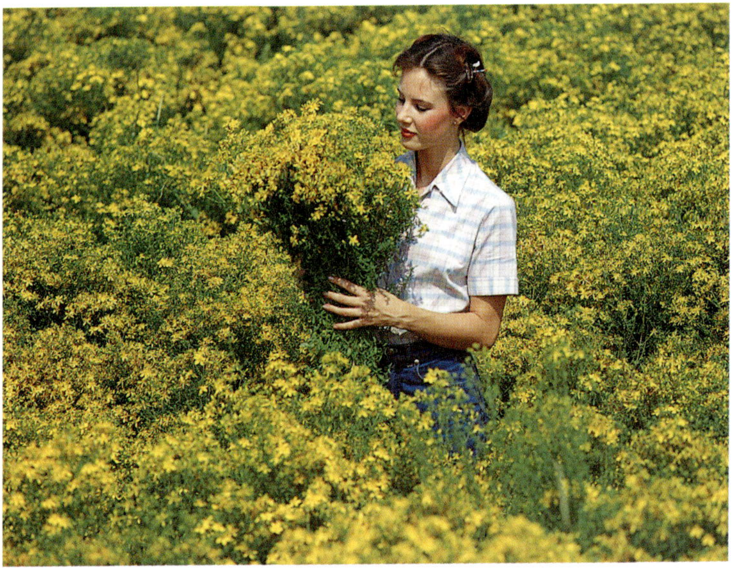

als Färbemittel weiterhin gebraucht wurde. Erst Professor Rudolf Fritz Weiß, einer der bekanntesten Ärzte und Pioniere auf dem weiten Gebiet der Phytotherapie, hat die innerliche und kurmäßige Anwendung von Johanniskraut neu belebt.

Eines der erfreulichen Ergebnisse ungezählter Untersuchungen unserer bekannten Heilpflanzen bestätigte die Erfahrungen der Volksmedizin:

Johanniskraut besitzt eine aufhellende und euphorisierende Wirkung, die das Wohlbefinden bei depressiven Verstimmungen steigert.

Der Inhaltsstoff Hypericin normalisiert die gestörten Energieströme im Gehirn, wirkt beruhigend, gleicht aus und deshalb wird Johanniskraut als das bekannteste pflanzliche Antidepressivum bezeichnet.

Die anerkannt-stimmungsaufhellende Wirkung tritt natürlich nicht nach dem Genuß einer Tasse Johanniskraut-Tee ein. Dafür sind die Wirkstoffe in konzentrierter Form notwendig. Dabei handelt es sich um den typischen lichtwirksamen roten Inhaltsstoff und weitere natürliche Verbindungen, die zunächst beruhigend wirken und dann bei regelmäßiger Einnahme die Stimmungslage aufhellen.

Der naturreine Preßsaft aus blühendem Johanniskraut pflegt und stärkt das Nervensystem. Er schenkt Frauen im Klimakterium wieder ein neues, harmonisches Rhythmusgefühl. Bei nervöser Erschöpfung, Schlafschwierigkeiten und körperlich-geistiger Unruhe wirkt das Heilkraut wie ein Sonnenschein von innen und gleicht Niedergeschlagenheit sowie die vielfältigen Folgen des Stresses in seiner negativen Variante aus.

Johanniskraut ist *kein Aufputschmittel!* Es führt auch nicht zu Gewöhnungseffekten und ist deshalb für die Langzeiteinnahme geeignet. Der Preßsaft aus frischem blühenden Johanniskraut kann bei hellhäutigen Frauen und Männern zu Lichtempfindlichkeit führen. Während der Einnahmezeit sollten übermäßige Sonnenbäder und der Besuch des Solariums vermieden werden.

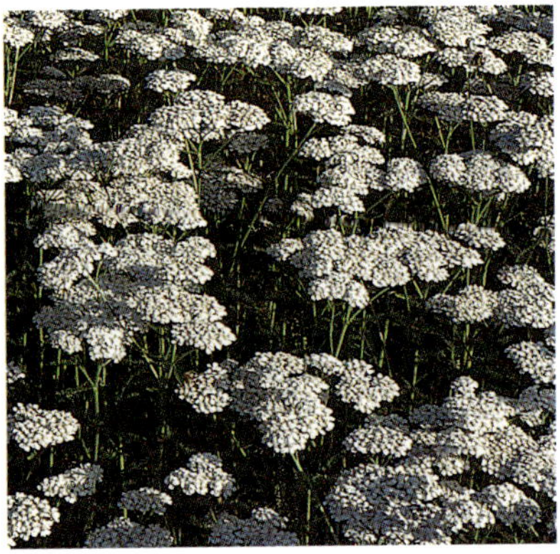

Schafgarbe

Achillea millefolium

Wie schon im Kapitel »Menstruationsstörungen« eingehend beschrieben, gehört die Schafgarbe zu den frauenfreundlichen Heilpflanzen. Sie kann bei spezifischen Beschwerden vor, während und nach dem Klimakterium mit ihren beruhigenden Eigenschaften ausgleichend wirken und dazu beitragen, die verlorene körperlich-seelische Balance auf natürliche Weise wieder einzupendeln. Eine ganze Reihe von Funktionsstörungen im Bereich des kleinen Beckens sowie des gesamten Verdauungstraktes sprechen auf Schafgarbe gut an.

Weil sich häufig mehrere Heilpflanzen in ihren natürlichen Wirkweisen ergänzen, gibt es in Reformhäusern die sogenannte »Frauenkur«, bestehend aus den frischen Preßsäften von Gänsefingerkraut und Schafgarbe.

Damit nichts an die Nieren geht

Die Nieren sind zwei schokoladenbraune, bohnenförmige und fast faustgroße Organe. Sie liegen an der hinteren Bauchwand, etwa in Höhe der untersten Rippe. Greift man sich mit beiden Händen in die Taille, so liegen diese ungefähr dort, wo sich die Nieren befinden. Im Gegensatz zu Magen, Darm und Leber sind die Nieren nicht in den Bauchfellsack eingewoben, sondern hängen relativ lose und haben daher die Tendenz, sich zu senken oder auch zu wandern. Jede Niere ist von einer derben Kapsel umgeben und in Fettgewebe eingehüllt, damit sie gegen Stoß und Druck der Rippen und Wirbelsäule geschützt ist.

Im anatomischen Längsschnitt der Niere fällt zunächst das Nierenbecken mit seinen fein gezeichneten Kelchen auf. Im Nierenmark, das sich unmittelbar daran anschließt, ziehen zarte Streifen strahlenförmig von der Nierenrinde auf das Nierenbecken zu. Diese Streifen kommen durch ungezählte kleine Harnkanälchen und feinste Verzweigungen der Blutgefäße zustande. Eher derb und körnig wirkt dagegen die äußere Randschicht der Nieren.

Von unserem wichtigsten, blutreinigenden Organ sagt man, es sei das eleganteste unter den Eingeweiden (lateinisch: Viscus elegantissimum). Über diesen Wahrheitsgehalt mag man streiten, aber zweifelsfrei steht fest: Die Niere ist ein hochkomplexes Organ. Es dient keineswegs nur dazu, mit dem Harn Abfallprodukte zu entsorgen.

Darüber hinaus ist die Niere dafür verantwortlich, den Wasser- und Mineralstoffhaushalt des gesamten Organismus in seinem natürlichen Gleichgewicht zu halten. Dazu bedarf es sehr komplexer chemischer Abläufe und einer fein strukturierten Beschaffenheit des Organs. Dieses sensible System ist natürlich äußerst störanfällig, doch davon später.

Etwa 300mal am Tag durchströmt das gesamte Körperblut die zarten Haargefäße der Nieren. Deshalb werden sie durch die große Schlagader unmittelbar und druckstark von zwei Ästen versorgt. Diese anflutende Blutmenge wird in winzigen, glockenförmigen Trichtern der Niere unablässig filtriert. Was hernach in die Harnkanälchen abfließt, entspricht etwa dem Blutplasma, enthält jedoch normalerweise keine Eiweißstoffe. Die Gefäßwände gesunder Nieren lassen diese wertvollen Substanzen nicht passieren. Würde der sogenannte Primärharn ausgeschieden, gingen dem Organismus viel zu viele wichtige Stoffe verloren, die er unter dem Vorzeichen ökonomischer Haushaltsführung wieder zurückgewinnen muß. Aus diesem Grunde finden während der Passage durch die Harnkanälchen sehr komplizierte Austauschverfahren mit der Gewebeflüssigkeit statt, und dabei werden neben Mineralstoffen auch andere Nahrungssubstanzen in den Blutkreislauf zurückgeführt.

Da die langen Harnkanälchen in haarnadelähnlichen Schleifen verlaufen, verbleibt während der Passage genügend Zeit für die Rückgewinnung von unverzichtbaren Substanzen. Erst nach diesen Prozessen entsteht der Endharn und wird an die Blase abgegeben.

Die normale Harnausscheidung des Menschen liegt zwischen ein bis zwei Litern im 24-Stunden-Takt. Dafür werden aber täglich 180 Liter Flüssigkeit von den Nieren filtriert. Daraus ergibt sich eine Rund-um-die-Uhr-Dauerleistung und einer erstaunliche Präzision der Nieren bei der Blutfiltration und Harnbildung. Sie kann alles Verwertbare wie Eiweiß, Zucker, Mineralien und Vitamine zurückführen und Harnsäure, Harnstoff, Gifte und weitere Stoffwechselendprodukte ausleiten. Für die Substanz Zucker gilt dies jedoch nur solange, wie der Blutzuckerspiegelanteil eine bestimmte Grenze nicht überschreitet.

Die Niere muß ständig eine genau festgelegte Auswahl der Stoffe für den Rückholprozeß treffen, die sie zunächst in der Rinde filtriert und zu Primärurin im Nierenmark umwandelt, um sie später in den Blutkreislauf zurückzuleiten. Diese Präzisionsarbeit ist sehr energieaufwendig, und auch die unermüdliche Niere verfügt nicht über unerschöpfliche Kapazitäten. So erklärt es sich, daß zum Beispiel beim Diabetes die Menge des Zuckers im ersten Urinfiltrat so hoch ist, daß die Nieren ihn nicht vollständig zurückschaffen können. Auf diese Weise wird Zucker mit dem Harn ausgeschieden.

Daß die komplizierte Arbeit der Niere durch äußere Einflüsse wie psychische Belastungen und die Bewältigung von Umweltgiften oder Medikamentenrückständen aus dem natürlichen Tritt geraten kann, ist schon lange bekannt. Nicht umsonst heißt es im Volksmund dann, wenn uns Belastungen über den Kopf wachsen, »... das geht mir an die Nieren ...«.

Neben zahlreichen Fremdsubstanzen aus der Nahrung wie Konservierungsmittel, Farbstoffe, Rückstände aus der Düngung und Unkrautvernichtung muß die Niere mit körperfremden Medikamentenrückständen und Bakteriengiften fertig werden. Aus diesem Grunde sind die Nieren durch Infektionskrankheiten wie Halsentzündung, Diphtherie und Scharlach ganz besonders gefährdet.

Eine herausragende nierenfeindliche Substanz ist und bleibt der Zigarettenrauch! Nikotin zieht die kleinen Filterkanäle in den Nieren wie jedes andere Blutgefäß im Körper zusammen und behindert damit die natürlichen Nierenfunktionen.

Am gleichzeitigen Bluthochdruck bei Nierenfunktionsstörungen wird dieser Zusammenhang erkennbar. Eine Fehlfunktion der Nierentätigkeit belastet den gesamten Organismus, das heißt, bleibt ein Teil des gewohnten Nierenpensums unbewältigt, dann häufen sich im Organismus harnpflichtige Substanzen, die unbedingt ausgeleitet werden müssen. Sichtbare Schwellungen (Ödeme) an Füßen und Beinen sowie um die Augen sind erste Hinweise darauf, daß die Nierentätigkeit gestört ist.

Bei der wichtigen körpereigenen Regulierung des Wasser- und Salzhaushalts ist die Kontrollfunktion der Niere unersetzbar, denn dieses Gleichgewicht spielt für alle Organe eine bedeutsame Rolle. Unser Blut enthält circa 1 Prozent Salz und entspricht damit einer 1prozentigen Salzlösung. Diese Balance wird durch die Arbeit der Nieren stabil gehalten. Hat kräftig gewürzte Kost den Salzgehalt von Blut und Körperflüssigkeiten ansteigen lassen, leiten die Nieren mit dem Harn diesen Überschuß aus. Wird durch reichliches Trinken der Kochsalzanteil des Blutes herabgesetzt, scheiden die Nieren mit extrem salzarmem Urin soviel Flüssigkeit aus, daß der 1prozentige Salzgehalt des Blutes wieder stimmt. Ist die Nierentätigkeit gestört, steigt zwangsläufig der Salzgehalt des Blutes an, der Flüssigkeitshaushalt des Körpers entgleist und dies geht zu Lasten von Herz und Kreislauf. Fällt eine Niere aus, übernimmt die andere deren Aufgaben. Arbeiten beide Nieren nicht mehr ausreichend, bahnt sich eine lebensbedrohliche Vergiftung an, die sogenannte Urämie.

Nieren und Blase stehen in enger Verbindung zueinander. Schließlich fließt der in den Nieren produzierte Harn über das Nierenbecken und die Harnleiter in die Blase.

Dort wird er gesammelt und ausgeschieden. Wegen dieser Verbindung steigen Bakterien oder Keime leicht auf und gehen zu den Nieren über. Das bedeutet, auch geringfügige Beschwerden müssen unbedingt ernst genommen werden. Da die Blase – in der Regel insbesondere bei Frauen – auf Kälte hochsensibel reagiert, sind Entzündungen der Blasenschleimhaut eine recht häufige Erkrankung. Die Symptome zeigen sich durch verstärkten Harndrang und unangenehmes Brennen beim Wasserlassen. Fieber tritt relativ selten auf.

Diese Beschwerden sind lästig, aber so lange sie auf die Blase beschränkt bleiben, ist das gesundheitliche Risiko relativ gering. Trotzdem gehört der Blasenkatarrh in ärztliche Behandlung, um ein Übergreifen der Erreger auf die Nieren zu verhindern. Sonst besteht nämlich die Gefahr, daß sich in den verwinkelten Kelchen des Nierenbeckens Bakterien einnisten, in dem sie von der Blase auf kürzestem Wege aufsteigen oder auch auf dem Blutwege in die Niere gelangen.

Grundsätzlich handelt es sich bei einer Nierenbeckenentzündung um eine schwere Erkrankung. Im akuten Stadium geht sie mit Schmerzen in der Nierengegend, Temperaturanstieg, vermehrtem Harndrang und Schmerzen beim Wasserlassen einher. Bei diesen Signalsymptomen sollte unbedingt der Hausarzt oder ein Urologe aufgesucht werden, denn aus der akuten kann sich eine schleichende und chronische Nierenbeckenentzündung entwickeln.

Das Hinterhältige an dieser Verlaufsform ist, sie bereitet in den meisten Fällen keine besonderen Schmerzen, aber Bakterien besiedeln die feinen Kelche des Nierenbeckens und können von hier aus nach und nach auf das Nierengewebe übergreifen.

Schreitet die Entzündung ungehindert weiter fort, kann eine Nierenschrumpfung die Folge sein, und daraufhin ist die Funktionstüchtigkeit der Niere erheblich eingeschränkt.

Eine Nierenentzündung kann sowohl aus den Nierenbecken stammen als auch eine Folgeerkrankung nach Infektionen sein. In diesem Fall gelangen nicht die Bakterien selbst, sondern deren Abbau- und Stoffwechselgifte über den Blutweg in das Organ. Diese Art der Nierenentzündung beginnt mit Temperaturanstieg und deutlichen Beschwerden in der Nierengegend. Aufgrund von Behinderungen bei der Wasserausscheidung treten zunächst Schwellungen an den Fußknöcheln und um die Augenlider auf. Der trübe Urin enthält Eiweißkörper, und die Laboruntersuchung zeigt, daß sich sowohl rote als auch weiße Blutkörperchen darin befinden. Es ist davon auszugehen, daß die Blutdruckwerte über Normal liegen. Da auch diese Form der Nierenentzündung in eine schleichende, chronische Entwicklung übergehen kann, ist äußerste Vorsicht geboten. Selbst nach dem Ausheilen der Erkrankung sollten regelmäßige Kontrolluntersuchungen selbstverständlich sein. Allein mit der Einnahme von Antibiotika ist es durchaus nicht getan. Die körpereigene Abwehrfähigkeit braucht dringend Unterstützung, damit die Bakterienbesiedelung ursächlich angegangen und weitere Folgeschäden wie eine Harnstoffvergiftung des Körpers verhindert wird. Im übrigen ist diese Urämie nicht allein eine Folgeerkrankung der Nierenbeckenentzündung. Sie kann ebenso nach schweren Verletzungen, Verbrennungen, Vergiftungen oder als Folge eines Kreislaufschocks auftreten, häufig sind aber die Nieren bereits vorgeschädigt.

Weniger folgenschwer aber statt dessen ungemein schmerzhaft sind Nierensteine. Wer noch keine Nierenkolik erlebte, kann sich nicht die geringste Vorstellung von der Heftigkeit dieser Schmerzen machen.

Nierensteine entstehen, wenn Harnsalze in der Flüssigkeit nicht gelöst werden, sondern sich vorzeitig abscheiden. Auf diese Weise bildet sich entweder feiner Nierengrieß oder es entstehen bei dessen Zusammenballung die gefürchteten Nierensteine. Sie werden je nach Standort Nieren-, Nierenbecken-, Harnleiter- oder Blasensteine genannt. Gelegentlich geht ein Stein im Verlauf der schmerzhaften Kolik spontan ab. Außerordentlich schmerzhaft ist aber, wenn sich ein Stein auf dem Wege nach unten im Harnleiter festsetzt. Heute können Nierensteine ambulant und ohne operativen Eingriff zertrümmert werden. Die Überreste fließen hernach mit dem Urin auf natürlichem Wege ab.

Wie schon erwähnt, kann eine erkrankte Niere von der anderen gesunden ersetzt werden, indem sie deren Aufgaben übernimmt. Sind jedoch beide Nieren funktionsuntüchtig, dann bleibt als letzte Rettung für die lebenswichtige Blutreinigung die sogenannte künstliche Niere. Dazu muß der Patient an ein kompliziertes System angeschlossen werden, das auf dem Wege der Hämodialyse das Blut außerhalb des Körpers entgiftet beziehungsweise »wäscht«. Eine weitere Hoffnung für chronisch Nierenkranke ist die Nierentransplantation. Aber es stehen nicht genügend Spendernieren zur Verfügung, so daß die häufig sehr langen Wartezeiten nur mit der Dialyse zu überbrücken sind. Aus diesem Grunde sollten sich Nierengesunde überlegen, ob sie im Falle eines Unfalltodes Organspender werden möchten und diese Bereitschaft mit Hilfe eines Spenderausweises erklären wollen.

Auch wenn wir hin und wieder im übertragenen Sinne davon sprechen, etwas besonders Wichtiges *auf Herz und Nieren zu prüfen* und dabei die Bedeutung des Organs zu Ehren kommt, Hand aufs Herz, wer kümmert sich schon vor allem dann, wenn keine Beschwerden vorliegen, um die Gesundheit seiner Nieren beziehungsweise des Urogenitaltraktes? Mit dem notwendigen Hintergrundwissen um die elementaren Funktionen der Niere sowie deren Bedürfnisse und spezielle Gefährdung kann jeder von uns eine ganze Menge dazu beitragen, Nieren und Blase vorsorgend zu schützen. Bewährte und vor allen Dingen nebenwirkungsfreie Begleiter sind hier die Phytopharmaka.

Birke

Betula pendula

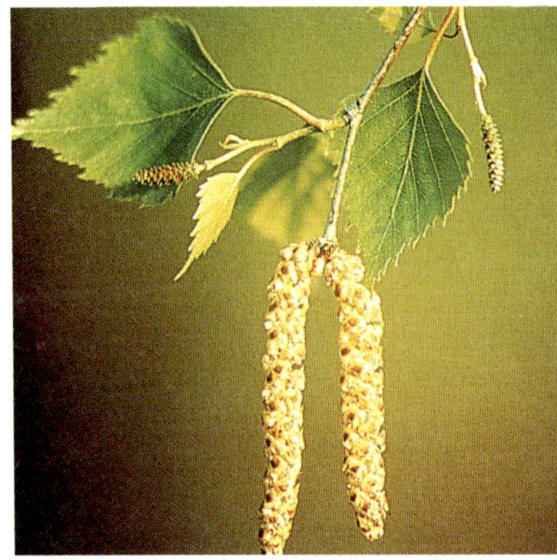

In der Pflege von Haar und Kopfhaut haben sich Zubereitungen aus Birkenblättern seit Generationen einen Namen gemacht, aber sie werden nach und nach von dem riesigen Angebot moderner Haarpflegemittel verdrängt. Auf einem völlig anderen Gebiet sind die Wirkstoffe der Birke von großem Nutzen, so daß diese durchaus eine Renaissance erleben dürften. Sie regen die Blasentätigkeit zuverlässig an, so daß harnpflichtige Substanzen verstärkt und ohne Reizung des Nierengewebes ausgeschieden werden können. Die Durchspülungstherapie empfiehlt sich bei leichten Katarrhen der ableitenden Harnwege und der Neigung zu Harngrieß und ist immer dann angezeigt, wenn bei bestimmten Krankheiten eine erhöhte Harnbildung erwünscht ist. Zu diesen Erkrankungen zählen an erster Stelle der Bluthochdruck und Herzleiden.

Viele Menschen nehmen heutzutage auch ohne ärztliche Kontrolle synthetische Diuretika (= wasserausleitende Medikamente) ein, um vermeintliche oder tatsächliche Ödeme auszuschwemmen. Häufig haben diese Wasseransammlungen einen zeitlichen Bezug zur Menstruation und werden deshalb als zyklische Ödeme bezeichnet. Bei einer

Langzeittherapie mit synthetischen Diuretika stellt sich immer wieder ein bekanntes Problem: Es kann zu empfindlichen Kaliumverlusten kommen. Das Mengenelement aus Mineralmaterie wird für das allgemeine Wohlbefinden, sprich für die Balance des Wasserhaushaltes im Zellstoffwechsel dringend benötigt. Letztendlich stellen sich Störungen im Elektrolythaushalt ein und damit sind logischerweise Ausfallerscheinungen vorprogrammiert. Sanfte und natürliche Diuretika, wie zum Beispiel der Preßsaft aus frischen Birkenblättern, steigern die Nierendurchblutung. Hierdurch kommt es zu einer sanften Anhebung der Filtrationsrate in den Nieren und der verstärkten Bildung von Primärharn. Die Ausschwemmung konzentriert sich lediglich auf die Steigerung der überschüssigen Flüssigkeit, aber der Elektrolythaushalt läuft nicht aus dem Ruder. Deshalb kann der Preßsaft aus frischen Birkenblättern bedenkenlos als sanftes Diuretikum eingenommen werden. Er eignet sich durchaus zur Langzeittherapie, und dieses Wirkungsprinzip ist gerade bei der Linderung rheumatischer Beschwerden wichtig.

Brennessel

Urtica dioica,
Urtica urens

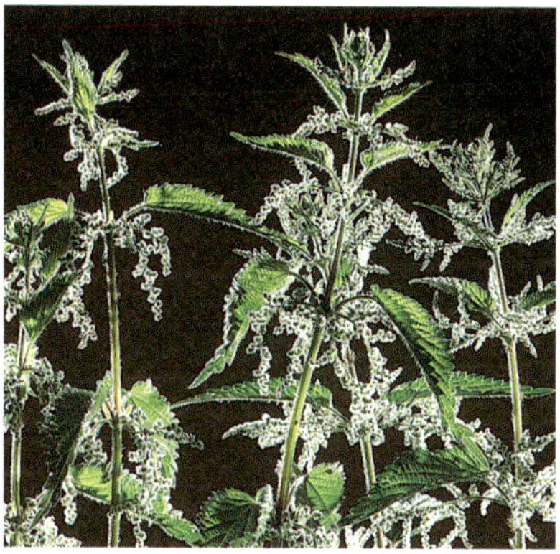

Seit Jahrhunderten hat die Brennessel eine herausragende Rolle in der Volksmedizin gespielt. In keinem mittelalterlichen Kräuterbuch fehlen die entsprechenden Hinweise auf die Heilpflanze. Eine heroisch anmutende Methode war das »Sichgeißeln« mit frischem Brennesselkraut. Durch diese Schläge sollte der Nesselbrennstoff besonders intensiv zu den Körpersäften vordringen. Nach dem vergleichsweise kurzen Schmerz folgt angeblich das lang anhaltende Empfinden wohltuender Wärme und damit die Erleichterung bei rheumatischen Schmerzzuständen.

Immerhin wird heute wieder begriffen, daß die Wirkstoffe der Brennessel auf Nieren, Blase und Prostata – kombiniert mit Birkenblättern – eine vorsorgende und heilende Wirkung ausüben.

Die Brennessel wirkt harntreibend und eignet sich deshalb hervorragend zur Durchspülungstherapie von Nieren und Blase bei Harnwegsentzündungen sowie zur Vorbeugung und Behandlung von Nierengrieß. Traditionell wird naturreiner Pflanzensaft aus Brennesseln zur Blutreinigung bei Frühjahrs-, Herbst- und Schlankheitskuren angewandt, um Stoffwechselmüll ausscheiden zu helfen.

Hinweis: Wenn Ödeme infolge eingeschränkter Herz- und Nierentätigkeit vorliegen, sollte keine Durchspülungstherapie mit Brennesselsaft erfolgen. Gegen-, Neben- und Wechselwirkungen mit anderen Medikamenten sind unbekannt. Darum ist der Heilpflanzensaft Brennessel auch für eine Langzeittherapie geeignet.

Petersilie

Petroselinum crispum

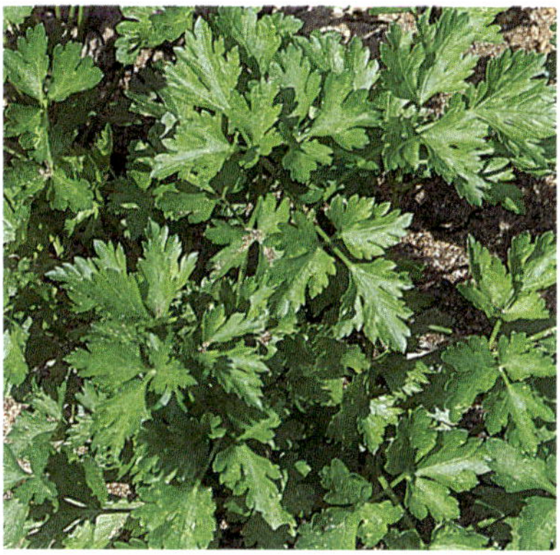

Die Petersilie war schon im Altertum Griechen und Römern als Heilpflanze und Küchengewürz gut bekannt. Zum Zeichen der Freude und Festlichkeit, aber auch um dem Rausch vorzubeugen, trug man bei Gastmählern Petersilienkränze. Schon frühzeitig wurden die harntreibenden aber auch menstruationsfördernden Wirkmechanismen der Petersilie erkannt. Wir verwenden die kräftig-grüne Pflanze mit krausen oder glatten Blättern heute weniger als Heil-, aber oft und gern als Gewürzkraut oder schmückende Beilage auf dem Teller. Schließlich will das Auge auch etwas haben.

Viele Würzkräuter erfüllen seit Menschengedenken auch verdauungsfördernde Aufgaben. Und individuell geprägte geschmackliche Vorlieben sind – wenn auch zuweilen nur unbewußt – häufig von gesundheitsfördernder Bedeutung. Die Petersilie besitzt eine stark nierenanregende Wirkung und kann deshalb bei funktionellen Blasenbeschwerden günstige Resultate erzielen. Der gesamte Verdauungstrakt wird von Petersilie gekräftigt, denn das Kraut wirkt auch magenstärkend und verdauungsfördernd aufgrund seiner allgemeinen Anregung der Drüsentätigkeit. Kraut und Wurzeln enthalten Eiweißsubstanzen,

Zuckerverbindungen, Schleim- und Mineralstoffe sowie Vitamine, insbesondere das Vitamin C. Frischer Preßsaft aus Petersilie wird aus Kraut und Wurzeln gewonnen. Er enthält alle wirksamen Inhaltsstoffe, die Nieren und Blase guttun, das heißt eine natürliche Diurese begünstigen. Petersilienpreßsaft wird ebenso zur Belebung der allgemeinen Drüsentätigkeit empfohlen.

Hinweis: Schwangere sollten Petersilienpreßsaft meiden. Bei entzündlichen Nierenerkrankungen ist die Durchspülungstherapie mit Petersilie ungeeignet.

Zinnkraut

Equisetum arvense

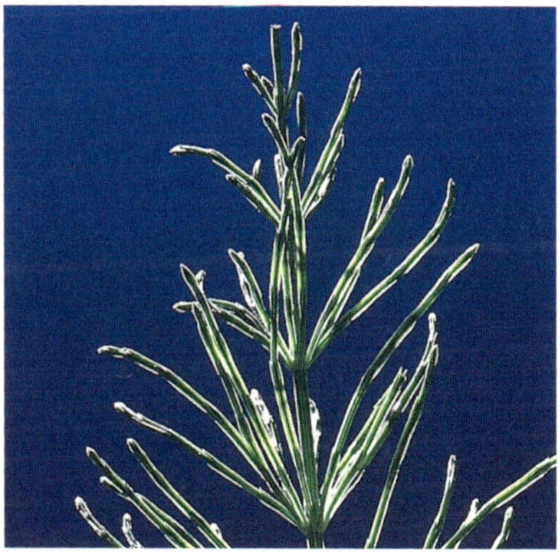

Wegen seines hohen Anteils an Kieselsäure und Kalium wirkt das Zinnkraut – auch als Ackerschachtelhalm bekannt – stark harntreibend. Das Zinnkraut regt die Nierentätigkeit an und verstärkt dadurch die Urinausscheidung, so daß sich der Heilpflanzensaft hervorragend zur Ausschwemmung von Wasseransammlungen im Gewebe eignet. Diese entwickeln sich unter anderem durch langes Stehen oder nach Verletzungen. Die harntreibende Wirksamkeit von Zinnkraut sorgt im Rahmen der Durchspülungstherapie für durchgängige Harnwege und beugt der Bildung von Nierengrieß vor. Insbesondere bei der Anwendung von Heilpflanzensaft aus Zinnkraut, wie bei jeder Durchspülungstherapie, ist auf eine reichliche Flüssigkeitsaufnahme zu achten. Zwei bis drei Liter am Tage sind zu empfehlen und der Genuß von Mineralwasser, Kräutertee, Frucht- und Gemüsesäften schafft die notwendige Abwechslung.

Hinweis: Bei Ödemen infolge eingeschränkter Herz- oder Nierenfunktion ist die Durchspülungstherapie mit Zinnkraut ungeeignet.

Neben- und Wechselwirkungen mit anderen Medikamenten sind unbekannt, so daß eine Langzeittherapie erfolgen kann.

Die frischen Säfte von Birke, Brennessel, Petersilie und Zinnkraut stehen als Kurpackung zur Kräftigung und Anregung der Nierenfunktion und Blasentätigkeit in Apotheken und Reformhäusern bereit.

Schmerzleiden – was können Heilpflanzen leisten?

Es gibt zahlreiche Beschwerden und Erkrankungen, die sich zwar grundsätzlich voneinander unterscheiden, aber dennoch eines gemeinsam haben: den Schmerz.

Häufig sind die Schmerzen derartig dominierend, daß alle weiteren Symptome kaum wahrgenommen werden. Deshalb gelten auch Schmerzen als ein gemeinsamer Leitzustand dieser sehr verschieden gearteten Krankheiten. Hierzu zählen Kopf-, Zahn- und Nervenschmerzen, Migräne sowie die Trigeminusneuralgie im Gesicht. Sie nimmt wegen ihrer Heftigkeit eine Sonderstellung ein. Auch das Raucherbein oder Hämorrhoiden – allgemeinhin den Kreislaufleiden zugeordnet – machen sich durch heftige Schmerzen bemerkbar. Die Erkrankungen des rheumatischen Formenkreises, ein Sammelbegriff für über 300 Krankheitsbilder, sind gemeinhin ebenso vom Leitsymptom Schmerz geprägt. Was in der Umgangssprache einfach als »Rheuma« bezeichnet wird, ist wegen seiner enormen Verbreitung die häufigste chronische Erkrankung überhaupt und nachweisbar das teuerste aller Leiden auf dieser Welt.

Die Pflanzenheilkunde besitzt zwar einerseits Substanzen gegen schwerste Schmerzzustände wie etwa das Opium und seine Abkömmlinge, hat aber keine Wirkstoffe bei leichten bis mittelschweren Schmerzzuständen anzubieten. Eine Beeinflussung gelingt höchstens über den

Umweg von Bädern, Inhalation, Einreibungen oder Packungen mit den Inhaltsstoffen der Heilpflanzen. Sie können zum Beispiel bei rheumatischen Schmerzzuständen die Durchblutung anregen und auf diese Weise Beschwerden lindern. In diesem Zusammenhang haben sich unter anderem Arnika, Wacholder und Bilsenkraut nicht nur in der Volksmedizin, sondern auch auf der fundierten Basis ärztlicher Erfahrungen bewährt.

Die rheumatischen Erkrankungen mit ihren vielschichtigen Schmerzzuständen in Gelenken, Muskeln und Geweben führen zu Versteifung, Verhärtung und Bewegungseinschränkung. Deshalb steht im Vordergrund der schulmäßigen Rheumabehandlung die Schmerzausschaltung und gleichzeitig die Entzündungshemmung. Diese Therapieansätze zielen aber direkt auf die betroffenen Bereiche ab. Dagegen legt die Naturheilmedizin ihren traditionellen Schwerpunkt auf das Identifizieren und Ausschalten von Störfeldern und Herden. Die Ganzheitsmedizin geht davon aus, daß auch weitab vom eigentlichen Schmerzgeschehen verschiedene Reizzentren und Störfelder auf den Verlauf der Krankheitsentwicklung ihren Einfluß nehmen, indem sie diese auslösen und unterhalten können. Eine Beseitigung dieser zuweilen weit entfernten und in keinem augenfälligen Zusammenhang stehenden Ursachen gelingt der Naturheilkunde in vielen Fällen. Sie normalisiert Herde und Störfelder und kann damit schmerzhafte Zustände mildern oder zum Verschwinden bringen. Solche Herde sind zum Beispiel unentdeckte chronische Entzündungen, Narben und kranke Zähne sowie entzündliche Verlaufsformen im Darmtrakt. Sehr häufig bleiben im Mund-Kiefer-Bereich derartige Störfelder unbeachtet, zumal sie vor Ort nicht unbedingt Schmerzen verursachen müssen.

Es ist streng wissenschaftlich gesehen schwer, sich vorzustellen – geschweige denn, dies nachzuweisen – daß eine minimale, aber chronisch entzündete Stelle wie etwa eine Zahnwurzel Schmerzen im Schulter-, Knie- und Hüftgelenk oder Herz-Rhythmus-Störungen verursachen kann. Was aber tatsächlich diese Zahnherde im rheumatischen Schmerzgeschehen auslösen können, wurde auf der Grundlage zahlreicher Studien an Rheumapatienten verdeutlicht. Allein durch deren Beseitigung und die nachfolgende Behandlung konnte eine Erfolgsquote von über 80 Prozent erreicht werden.

Heilpflanzen tragen nach der erfolgreichen Ausschaltung dieser Stoffwechsel-Blocker dazu bei, dem Organismus neue Kräfte, sprich die innere Balance zurückzugeben. Da der Organismus immer bestrebt ist, Störungen auszuschalten und die gewohnte Ordnung wieder zurückzugewinnen, greifen Phytopharmaka in diesen biologischen Regelkreis ursächlich ein. Sie unterstützen den Körper in seinem existentiellen Bestreben nach Ordnung und Ausgewogenheit.

Genau in diesem Umfeld spielt die sogenannte Blutreinigung eine wichtige Rolle. Unsere offizielle Medizin will zwar von ihr nichts wissen, denn sie lehnt in Bausch und Bogen die Existenz von Stoffwechselschlacken ab und behauptet, daß es diese nicht geben kann. Die Blutreinigung läßt sich auf die alte »Säftelehre« zurückführen, so daß wir eigentlich nicht nur vom Blut, sondern auch von den gesamten Körpersäften sprechen müßten.

Das Prinzip der Säftelehre ist, den gesamten Organismus auf ganz natürlichem Wege dabei zu unterstützen, Schadstoffe auszuleiten, die der Körper in seinen Geweben einlagerte und die selbstverständlich alle Körperflüssigkeiten (nach alter Vorstellung die Säfte) belasten.

Der Brauch, alljährlich mindestens eine Reinigung des Körpers vorzunehmen, stammt ursprünglich aus dem religiösen Bereich. Er hat sich in der langen Menschheitsgeschichte bewährt und ich denke, es ist allerhöchste Zeit, sich daran zu erinnern und ihm neues Leben zu geben. Ein Erfolg des Entgiftungsprozesses mit Hilfe unterschiedlicher Heilpflanzen zeigt sich durch die verbesserte Durchblutung und neue Spannkraft der Haut, eine Anregung der Wasserausscheidung und als Nebeneffekt den Verlust von überflüssigen Pfunden.

Die Blut- und Säftereinigung zeigt sich ebenso durch eine elastischere Körperhaltung sowie häufig auch anhand von deutlich verbesserten Laborwerten. Die Wirkung der Blut- und Säftereinigung macht sich insbesondere am sogenannten »Grundsystem« bemerkbar. Von dieser bereits beschriebenen Grundsubstanz sind alle Zelleinheiten des Körpers umgeben. Sie bildet das Bett oder unmittelbare Umfeld aller unserer aktiven Lebensbausteine und besteht aus Zwischenzellflüssigkeit. Im Bereich dieses Mikrokosmos findet der Austausch von Nährsubstanzen und die Entsorgung von Stoffwechselendprodukten aus dem Zellhaushalt statt. Das hochsensible System ist störanfällig und benötigt aktive Unterstützung, um seine Funktionstüchtigkeit in vollem Umfang zu erhalten oder wiederherzustellen. Der Heilerfolg einer Blut- und Säftereinigung ist jedoch davon abhängig, wie und ob es gelingt, aus dieser Zwischenzellflüssigkeit Stoffwechselblockaden zu entfernen.

Die traditionelle Frühjahrsregeneration wird gern mit einer Blutreinigungskur kombiniert. Sie verhilft insbesondere Rheumatikern zu Ordnung und Regeneration im ganzen Körper, denn vielfach wird ein positiver Einfluß auf die Schmerzzustände beobachtet, weil der Stoffaustausch in und an Billionen von Organzellen wieder ungehindert fließt.

Löwenzahn, Brennessel und andere Heilkräuter sollten im Verlauf von Blutreinigungskuren einige Wochen lang und möglichst täglich verwendet werden. Säfte und Salate sind die gebräuchlichsten Zubereitungen. Denken wir dabei an die zarten Blätter des jungen Löwenzahns, der seit Generationen im Frühling verzehrt und zur Schlackenbeseitigung nach langen Wintermonaten genutzt wurde. Da Rheumaleiden und chronische Erkrankungen wegen der Schmerzbelastung Medikamente erfordern und vielfach eine Dauereinnahme unumgänglich ist, kommt es durch Arzneimittelrückstände zu erheblichen Belastungen von Leber und Nieren. Das Ausschwemmen dieser Substanzen stärkt und belebt den gesamten Stoffwechsel und kann die Organe weitgehend vor Langzeitschädigungen bewahren. Eine Umstimmungstherapie durch die Blut- und Säftereinigung in Verbindung mit dem Heilfasten bewirkt im Frühjahr und Herbst nicht nur die gewünschte Gewichtsregulierung, sondern hat auch günstige Auswirkungen auf chronische Schmerzzustände, insbesondere des rheumatischen Formenkreises.

Wichtig ist vor allem, daß jeder Rheumakranke eine maßgeschneiderte Therapie erhält, die auf seinen individuellen Krankheitsverlauf abgestimmt wird. Mit Medikamenten allein ist dies nicht getan. Zu dieser Erkenntnis kommen immer mehr Ärzte. Soll die Rheumabehandlung erfolgreich sein, sind Krankengymnastik und Bewegungsprogramme ebenso entscheidend wie eine bewußte Ernährungsumstellung. Die Kost sollte weniger Fleisch und tierisches Fett anbieten. Statt dessen sind vollwertige Kohlenhydrate und pflanzliche Öle (Vitamin E) sowie Fischmahlzeiten (Omega-3-Fettsäuren) und fettreduzierte Milchprodukte anzuraten. Außerdem müssen viele

Erkrankte ihre Trinkgewohnheiten überdenken. Meistens ist das Flüssigkeitsangebot viel zu gering bemessen, und der Stoffwechsel verläuft deshalb träge, weil Zellen und Gewebe nicht genügend »durchsaftet« sind. So bilden sich Stoffwechselblockaden und Schadstoffe können nicht mehr zügig entfernt werden. Im Verlauf des Lebens entstehen auf dieser Grundlage eine Reihe von Störfeldern im Organismus. Gesellen sich Umweltbelastungen wie Streß, seelische Bedrückung, Fehlernährung und Probleme im sozialen Umfeld hinzu, so kann die körpereigene Regulationsfähigkeit vollends zusammenbrechen. Dieser Zustand manifestiert sich als Krankheit, die immer das schwächste Organ einbezieht und in der Regel als Leitsymptom den Schmerz aufweist. Die Phytotherapie empfiehlt bei akuter Gelenkentzündung (Arthritis), chronischer Gelenkveränderung (Arthrose) und weiteren Krankheiten mit dem Leitsymptom Schmerz ausleitende Anwendungen. Aus der grünen Apotheke eignen sich Birkenblätter-, Brennessel- sowie Zinnkraut- und Löwenzahnpreßsaft.

Birke

Betula pendula

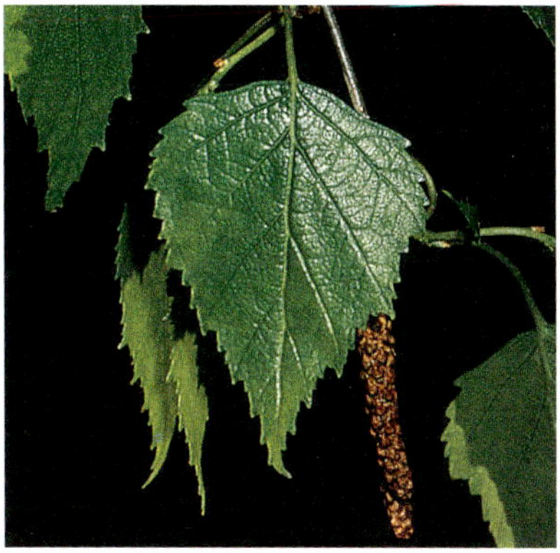

Die Heilkraft der Birke wurde von der Volksmedizin bereits frühzeitig erkannt. Ihrem kostbaren »Blut«, das heißt dem Zellsaft wird heute die Kräftigung des Nierengewebes zugeschrieben, und mit der Verbesserung der Nierenleistung ist auch die Ausscheidung säure- und schlackenbildender Substanzen aus dem Organismus verbunden. Sie spielt im Rahmen der Blut- und Säftereinigung bei der sogenannten Blutentmischung eine herausragende Rolle. Die Durchspülungstherapie mit Heilpflanzensaft aus frischen Laubblättern der Birke unterstützt die Behandlung rheumatischer Beschwerden und anderer von Schmerzen geprägter Erkrankungen, indem Störfelder entlastet, stoffwechselblockierende Substanzen gelöst und hernach völlig nebenwirkungsfrei ausgeschieden werden können.

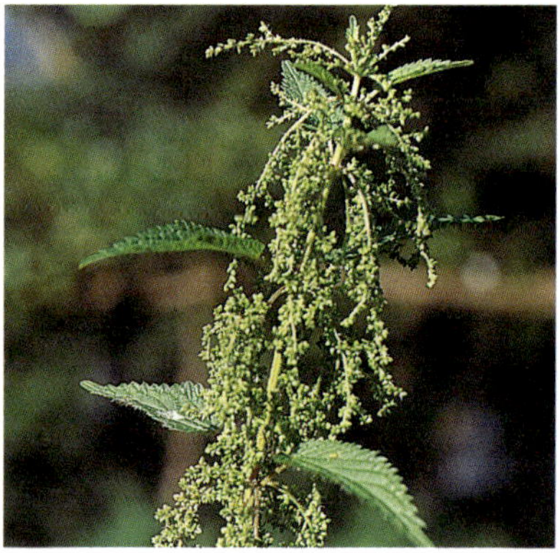

Brennessel

Urtica dioica,
Urtica urens

Die Brennessel widerlegt eine verbreitete Meinung, daß nur wertvoll und begehrenswert sein kann, was auch rar oder selten zu haben ist. Es gibt die Pflanze überall und gleichzeitig zählt sie zu den wichtigsten Heilkräutern, die wir kennen. Der Volksmund sagt der Brennessel nach, daß sie den Menschen überall dorthin begleitet, wo sein Schmutz die Natur belastet. Die Aufgabe der Brennessel ist es, diesen Unrat zu beseitigen. Auf dieser Beobachtung fußt der Gedanke, daß Brennesseln stets in der Nähe menschlicher Behausungen wachsen und insbesondere dort zu finden sind, wo der Mensch seine Notdurft verrichtete.

Im Verlauf der Jahrhunderte wurde die Brennessel zur Linderung vieler Leiden eingesetzt. Sie alle können unter dem Begriff der *Reinigung* zusammengefaßt werden, denn die Brennessel ist ein ausgezeichnetes pflanzliches Diuretikum, dessen wasserausschwemmende Wirkung Schlakkenstoffe lösen und über die Nieren zur Ausscheidung bringen kann. Deshalb wird die Brennessel traditionell zur Blut- und Säftereinigung sowie zu speziellen Frühjahrskuren angewendet.

Schlackenstoffe an sich sind noch keine Krankheit, sondern die Grundlage für eine Reihe von Organerkrankungen und Stoffwechselentgleisungen. Früher wurde Rheumatikern und Gichtkranken bei großen Schmerzen geraten, die betreffenden Körperpartien mit dem Brennesselkraut zu schlagen. Diese relativ rabiate Methode wird mit der Einnahme von naturreinem Preßsaft aus der Brennessel zum Glück überflüssig. Für die Linderung rheumatischer Beschwerden und anderer Schmerzzustände steht die kombinierte Kurpackung aus Birke und Brennessel in Reformhäusern bereit.

Ebenso bietet sich naturreiner Preßsaft von Löwenzahn in der begleitenden Therapie von Rheuma- und Gichtbeschwerden sowie zur Frühjahrskur an. Sprechen Sie im Zweifelsfall mit Ihrem Therapeuten. Die Kombination aus Brennessel und Löwenzahn wirkt sich über die Schlackenbeseitigung und Blutreinigung bei zahlreichen Hautunreinheiten sehr positiv aus.

Übrigens: Bei chronisch-entzündlichen Gelenkschmerzen wirken natürliche Heilpflanzen häufig ebenso gut wie Cortison. Nach einer Untersuchung an der Orthopädischen Universitätsklinik Düsseldorf bringen Schafgarbe und Melisse eine deutliche Linderung. Behandelt wurde mit jeweils 3mal täglich 20 Tropfen Kräuter-Urtinktur.

Schlafen können, Unruhe, Nervenschwäche und Streß überwinden

Die Frage: »wie hast du geschlafen?« zählt noch nicht unbedingt zu unseren alltäglichen Höflichkeitsfloskeln im Berufsleben. Da heißt es schon eher abfällig und erstaunt: »na, schlecht geschlafen?« oder auch: »wohl mit dem linken Bein aufgestanden?«, wenn etwas nicht wie gewohnt klappt, die Laune schlecht, das Gesicht blaß und die Augen verquollen und glanzlos wirken.

Eigentlich ist es ganz tröstlich, daß die Frage nach dem Schlaf nicht zu den üblichen Begrüßungsritualen zählt, denn ehrliche Antworten wären häufig unerfreulich.

Tatsache ist, daß hierzulande etwa jeder dritte Mitmensch morgens wie gerädert aufsteht und mindestens jeder zwölfte über Schlafstörungen klagt, die auf Rezept des Arztes behandelt werden.

Dazwischen liegt die lediglich geschätzte Grauzone derjenigen, die ohne ärztlichen Rat und nach eigenem Ermessen den Schlafschwierigkeiten zuleibe rückt, also auf freiverkäufliche Beruhigungs-, Entspannungs- und Schlafmittel ausweicht. Frauen sind eindeutig von diesem Problem stärker betroffen als das männliche Geschlecht, und Geistesarbeiter leiden darunter sehr viel häufiger als körperlich Tätige. Jüngere Menschen schlafen generell besser als die mittleren Jahrgänge und die überwiegende Zahl der

Senioren. Die Bewohner ländlicher Regionen finden laut Statistik leichter erholsame Ruhe als Städter.

Ob wir nun gut oder schlecht schlafen und die Zeit zwischen Dunkelheit, Traum, Entspannung und Erwachen als beglückend oder qualvoll empfinden:

Wir brauchen den Schlaf! Er stellt eines der Urbedürfnisse des Menschen dar.

»Fünf Stunden braucht die Natur, sieben die Gewohnheit, neun die Faulheit und elf Stunden das Laster«, verbreitete jüngst der Club der Schlaflosen in den USA und stellt damit die gängige Meinung über eine bestimmte und allgemein gültige Schlafdauer in Frage, die da beispielsweise lautet: Ein Erwachsener braucht etwa acht Stunden Nachtruhe.

Es existieren bestimmte Berechnungen über die durchschnittlich erwünschte Schlafdauer des Menschen in den unterschiedlichen Lebensphasen. Aber das Schlafbedürfnis ist von Mensch zu Mensch individuell verschieden. Während sich der eine quicklebendig und bestens gelaunt nach fünf bis sechs Stunden Schlaf an sein Tagwerk begibt, kann der andere nach neun bis zehn Stunden nur äußerst mühsam aus den Federn finden. Beide müßten sich, wenn man von der gewöhnlichen Schlafdauer ausgeht, als »schlafgestört« bezeichnen.

Etwa ein Drittel unseres Lebens verbringen wir im Schlaf. Das sind in etwa 25 Jahre, legt man die durchschnittliche Lebenserwartung unserer Tage zugrunde. Wir sollten aber dieses verschlafene Lebensdrittel nicht als notwendige Pflichtübung, sondern flexibel und neugierig betrachten und mit den Möglichkeiten eigenverantwortlicher Schlafgestaltung spielen. Am durchschnittlichen Mittelwert unserer biologischen Nachtseite des Lebens können wir hinsichtlich der Dauer nur geringfügig rütteln.

Wir sind aber durchaus in der Lage, die erforderlichen Ruhephasen individuell zu planen und nach den notwendigen Gegebenheiten zu steuern. Dazu gibt der weltweit anerkannte Schlafforscher Professor Dr. E. Weitzmann, Chronobiologe vom Cornell Medical Center in White Plains, N.Y. einen wichtigen Denkanstoß. Seiner Meinung nach ist es nicht zwingend notwendig, in jeder Nacht ein bestimmtes »Schlafsoll« zu erfüllen. Er empfiehlt, daß der Mensch im Zeitraum von zwei bis vier Tagen das bewußte Drittel an Schlaf erhält. Das bedeutet: Verlorener Schlaf einer Nacht sollte im Verlauf des darauffolgenden Tages oder einer der nächsten Nächte nachgeholt werden.

Die große Zahl schlafgestörter Menschen entspricht dem Verbrauch an Schlaf- und Beruhigungsmitteln hierzulande. Grundsätzlich gibt es gegen die seltene und umsichtige Einnahme chemischer Einschlafhilfen nichts einzuwenden. Diese »Krücken« sind weniger belastend als die Folgen schlaflos verbrachter Nächte, die sich auf unterschiedliche Weise durch körperlich-seelische Fehl- und Ausfallerscheinungen bemerkbar machen. Dazu zählen Leistungs- und Konzentrationsschwächen, Unlust, depressive Verstimmung sowie Gereiztheit, Aggressivität und vieles mehr. Die körperlichen Auswirkungen werden in erster Linie am Herz-Kreislauf-System und den Verdauungsorganen deutlich. Diese Ursachen der Schlafstörungen können von medikamentösen Schlafhilfen nicht beseitigt, sondern nur überdeckt werden, und anhaltender Gebrauch führt darüber hinaus zu empfindlichen Begleiterscheinungen. Dazu zählen im schlimmsten Fall suchtartige Abhängigkeit und das Verwischen der natürlichen Schlaf- und Traumphasen.

Halten die Schlafstörungen über längere Zeit an oder kehren immer wieder zurück, sollte niemals auf eigene Faust Tablette um Tablette geschluckt, sondern unbedingt der Hausarzt konsultiert werden, um die eigentliche Ursache herauszufinden.

In den wenigsten Fällen beruhen nervöse Unruhe, verbunden mit Schlafstörungen, auf organisch bedingten Erkrankungen, sondern sie sind ein deutliches Signalsymptom für eine fehlerhafte Lebensführung.

Der Streß und Leistungsdruck, die Hektik und Reizüberflutung des Alltags, zu spät eingenommene schwere Abendmahlzeiten, der Konsum von Koffein, colahaltigen Getränken, Nikotin und Alkohol sowie der Bewegungsmangel und die Unfähigkeit, zu entspannen tun ein übriges, den Organismus ständig unter Strom zu halten. Alkohol in größeren Mengen kann zwar den Schlaf durch eine Art von Betäubung erzwingen, aber er behindert den erholsamen Traumschlaf und den biologischen Ablauf der Schlafphasen erheblich. Deshalb sollte auf Alkohol zur Einschlafhilfe möglichst verzichtet werden, von der Suchtgefährdung ganz zu schweigen.

Häufig wird der Nachtschlaf auch durch seelische Probleme und Ängste nachhaltig gestört, weil das Abschalten nicht gelingen will. So scheuchen berufliche, private und immer häufiger finanzielle Sorgen den Schlaf buchstäblich davon. Dagegen helfen ein autogenes Training oder Atemübungen sowie andere Entspannungsmethoden mit positiver Selbstbeeinflussung zumeist recht gut. Ebenso kann man(n)/frau es mit der sogenannten paradoxen Intension versuchen. Diese bewährte Methode beruht auf der Erkenntnis, daß der Wille durch entgegengesetzte Reaktionen außer Kraft gesetzt wird. Soll sich der Schlaf unbedingt einstellen, liegt man oftmals unter dieser krampfhaften Vorstellung hoffnungslos wach. Wer aber wachbleiben möchte, gleitet unversehens häufig in tiefen Schlaf. Die paradoxe Intension hilft nicht garantiert und auch nicht auf Anhieb, aber es lohnt sich ein Versuch, bevor fast automatisch zu chemischen Schlafmitteln gegriffen wird.

Bei depressiv-bedingten Stimmungsschwankungen und nervöser Unruhe sind Einschlaf- und Durchschlafstörungen ein typisches Signalsymptom.

Viele Frauen vor, während und nach den Wechseljahren sind davon betroffen und werden häufig mit Hormonen und/oder stimmungsaufhellenden Medikamenten versorgt. Der Schweregrad der Depression und die körperlichen Beeinträchtigungen sollten darüber entscheiden, wie die Therapiemaßnahmen aussehen. Doch häufig können bewährte und nebenwirkungsfreie Substanzen der grünen Apotheke Ruhe, Gelassenheit und gesunden Schlaf wiederherstellen. Daneben helfen ganz bestimmte Schlafrituale dabei, den Organismus auf die Nachtruhe vorzubereiten und das notwendige Abschalten herbeizuführen.

- Essen Sie eine leicht verdauliche Mahlzeit etwa drei Stunden vor dem Zubettgehen und verzichten Sie auf Bohnenkaffee und Schwarztee ab dem frühen Nachmittag.
- Wenn Sie keinen Vierbeiner besitzen, der Sie bei Wind und Wetter ins Freie drängt, laufen Sie vor dem Schlafengehen 15 bis 20 Minuten um den Block.
- Atmen Sie tief und ruhig, genießen Sie die Sauerstoffdusche, denn nächtliches Erwachen beruht vielfach auf Sauerstoffmangel des Gehirns.
- Reicht es nicht zum Rundgang, atmen Sie auf dem Balkon oder am geöffneten Fenster tief durch die Nase ein und aus. Das Tiefatemtraining regt die Durchblutung an und wirkt beruhigend auf das Nervensystem ein.

- Schalten Sie bei den Schlafvorbereitungen das Heimkino aus. Meiden Sie aufregende Diskussionen mit dem Partner, hören Sie sanfte Musik oder greifen Sie zu einem guten Buch.
- Im Liegen spannen Sie nacheinander jeden Muskel für einige Sekunden an und lockern diesen danach, bis der ganze Körper »durchgearbeitet« ist. Daraufhin stellt sich ein wohliges Körpergefühl ein.

Es gibt viele Möglichkeiten, Schlafstörungen, Nervosität, Angstgefühle und innere Unruhe zu besiegen, ohne sofort zur Tablette zu greifen und damit lediglich Symtomkosmetik zu betreiben.

Die häufigste Ursache für Schlafstörungen ist das Bett!

Wer morgens regelmäßig mit Kopfschmerzen, steifem Nacken, Rücken- oder Kreuzschmerzen aufwacht, sollte unbedingt seine Lagerstatt unter die Lupe nehmen und nach den eigenen Bedürfnissen neu ausstatten. Die Voraussetzung dafür bilden ein gutes Bettgestell mit flexiblem Holzlattenrost, eine nicht zu weiche, einteilige Matratze mit hochwertigem, atmungsaktiven Kern. Allgemeingültige Hinweise kann es nicht geben. Probieren Sie bitte aus, was Ihrem Körper und vor allen Dingen dem Rücken am besten bekommt. Ebenso sind ein passendes Kopfkissen und leichtes Federbett für die Schlafqualität verantwortlich. Daneben sollte unbedingt für Frischluftzufuhr, weitgehende Ruhe und eine entsprechende Abdunkelung des Raumes gesorgt werden.

Wenn es überhaupt nicht gelingt, ohne Medikamente Ruhe zu finden, dann bieten sich statt der chemischen die natürlichen Substanzen an. Baldrian und Hopfen, Passionsblume und Melisse gehören zu den klassischen Schlafhilfen, die auch bei längerem Gebrauch wirksam helfen. Bei seelisch verursachten Schlafstörungen kann Johanniskraut besser geeignet sein, da mit seiner Hilfe die leichten bis mittelschweren depressiven Verstimmungen aufgehellt und damit verbundene Schlafstörungen und Unruhezustände zwar indirekt, aber positiv und wirkungsvoll beeinflußt werden können.

Hinweis: Chemische Schlafmittel eignen sich nicht zur Selbstmedikation, auch wenn diese rezeptfrei erhältlich sind. Zumindest dürfen sie nicht häufiger und ohne fachgerechten Rat eingenommen werden.

Bei den pflanzlichen Schlafhilfen sieht es dagegen anders aus. Für Ruhe, Gelassenheit und gesunden Schlaf sorgen unter anderem:

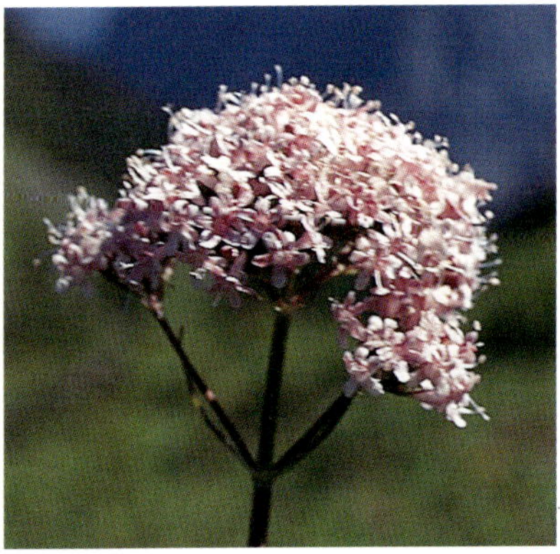

Baldrian

Valeriana officinalis

Baldrian ist ein mildes, aber dennoch zuverlässiges Beruhigungs- und Entspannungsmittel bei Nervosität und Streßfolgen, nervösen Erregungszuständen und nervösbedingter Schlaflosigkeit sowie bei Kopfschmerzen und Herzklopfen. Nach neuen Forschungen ist für den Erfolg der Baldrianbehandlung absolut entscheidend, daß die Dosis der Wirksubstanzen stimmt. In geringfügigen Mengen ist Baldrian buchstäblich für die Katz!

Wer unter starkem Streß steht und nicht mehr abschalten kann, sollte täglich zwei- bis dreimal den naturreinen Heilpflanzensaft des Baldrians einnehmen. Durch seine schlafanstoßende und beruhigende Wirkung bietet er Hilfe bei Einschlafstörungen und innerer Unruhe, ohne dabei die Tageskonzentrationsfähigkeit und die gesunden Tiefschlafphasen zu beeinträchtigen.

Hafer

Avena sativa

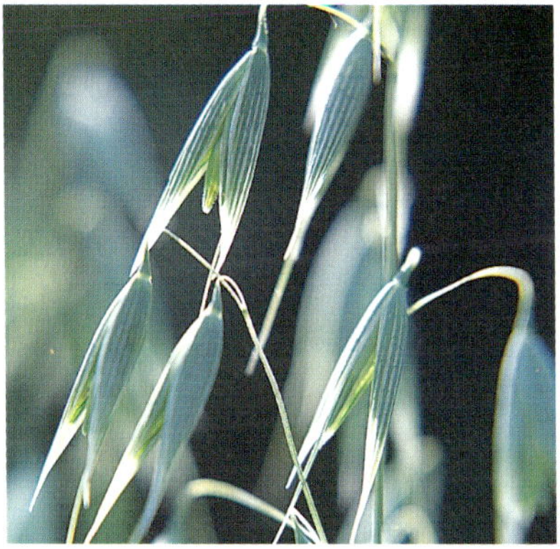

Der Hafer als Heilpflanze wird bereits von der altindischen Medizin, dem Ayurveda, lobend erwähnt. Man brauchte ihn damals, um Abhängige von ihrer Opiumsucht zu heilen. Im Mittelalter diente der Hafer zur Linderung von Magen-Darm-Krankheiten, und zwar sowohl bei Durchfällen als auch bei Verstopfung. Außerdem wurde Hafer zur Behandlung der Bronchitis empfohlen. Der vielfältigen Verwendbarkeit des Hafers zur äußeren und innerlichen Therapie ist es zu verdanken, daß wir auch noch heute seine heilenden Eigenschaften nutzen.

Jeder von uns kennt den Haferschleim aus Kindertagen, wenn das Bauchweh plagte, die Verdauung durcheinander geraten war und der Darm eine Sanierung brauchte. Ein Aufguß von Haferstroh, das mindestens eine Stunde in Wasser sieden muß, hilft beispielsweise als Badezusatz bei Gicht und Rheumaschmerzen, lindert Hauterkrankungen und dient der Entspannung.

Der Preßsaft aus grünem Hafer ist ein beruhigender, schlafférdernder Trunk, den man ganz besonders bei nervösen Einschlafproblemen mit Erfolg anwendet. Hafer eignet sich auch in der Kombination mit anderen beruhigenden Heilpflanzen wie Johanniskraut und Melisse. Er hat keinerlei Nebenwirkungen, auch Wechselwirkungen mit anderen Medikamenten sind nicht zu befürchten. Hafer wirkt schwach entwässernd und stärkt das Kreislaufsystem.

Johanniskraut

Hypericum perforatum

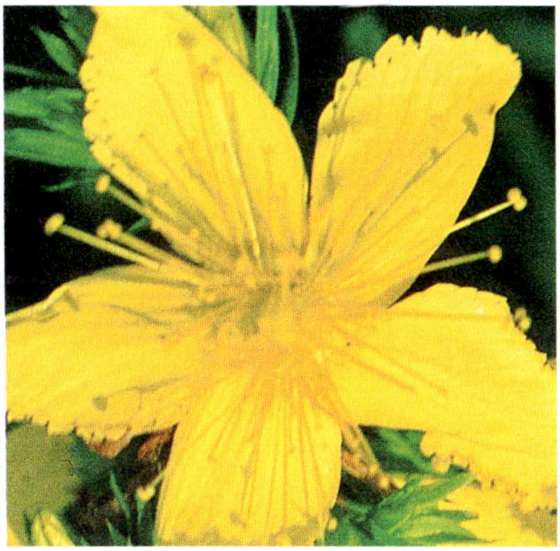

Glaubt man der Legende, so wuchs das Heilkraut zum ersten Mal genau an der Stelle, wo das Blut des enthaupteten Johannes des Täufers auf die Erde tropfte. Der Teufel fürchtete die Heilkraft des Johanniskrautes so sehr, daß er dessen Blätter durchstach, um die Pflanze zu vernichten.

In der Tat zeigen die Blätter der Heilpflanze viele kleine Löcher, wenn man sie gegen das Licht hält. Seit alters her wird das Öl des Johanniskrautes zur Einreibung von Wunden, bei Gelenkbeschwerden, Gicht und Hexenschuß, Verstauchung und Verrenkung sowie bei Sonnenbrand mit Erfolg verwendet. Die innerliche Behandlung mit Johanniskraut erstreckte sich auf Leber- und Stoffwechselstörungen, Kopfschmerzen und Menstruationsbeschwerden.

Das uralte Heil- und Zaubermittel gilt aber heute als absoluter »Star« der Erschöpften, da es zuverlässig gegen Depressionen, Ängste, Streßfolgen und Überreizung hilft. Johanniskraut ist kein Aufputschmittel und führt nicht zu Gewöhnung und Abhängigkeit, so daß es sich auch für den Langzeitgebrauch eignet. Der frische Heilpflanzensaft des Johanniskrauts wirkt direkt an der Ursache nervöser Entgleisungen und baut das angegriffene Nervensystem wieder physiologisch auf. Sein Inhaltsstoff Hypericin macht die Haut lichtempfindlich.

Während der Einnahmezeit sollten deshalb die pralle Sonne und auch das Solarium gemieden werden.

Hinweis: Baldrian, Hafer und Johanniskraut gibt es in Form von Säften in Reformhäusern und Apotheken.

Melisse

Melissa officinalis

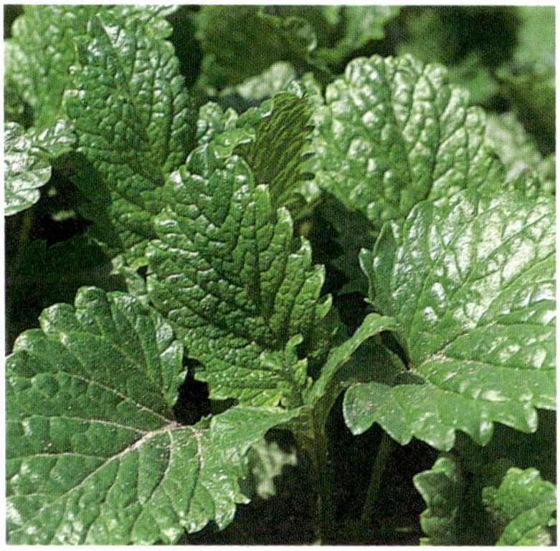

Melisse wirkt ausgleichend und beruhigend auf Körper, Geist und Seele. Nicht umsonst wird die Heilpflanze auch »Mutter- oder Frauenkraut« genannt. Der große Kräuterpapst Messéqué erweitert die Anwendungsbereiche und schreibt: »Zaghaften Liebhabern, beunruhigten Familienvätern, Frauen, die von Geldsorgen oder von ihren Frauenproblemen gequält werden, Verzweifelten, den ewig vom Leben Unterdrückten empfehle ich dieses Zauberkraut, das wieder ermuntert und selbst den größten Melancholikern wieder Lebenskraft und Lebensfreude schenkt.«

Ein nervöses Herz, den nervösen Magen und die quälenden Einschlafstörungen kann vergessen, wer Melisse einnimmt und diese Behandlung noch mit einem abendlichen Melissenbad vervollständigt. Preßsaft von Melissenblättern wirkt beruhigend, schlaffördernd, krampflösend und blähungsbefreiend. Seit Jahrhunderten wendet man bei allgemeiner Nervosität, Herzbeschwerden und Schlafstörungen, Kopfschmerzen und Verdauungsunregelmäßigkeiten sowie Koliken und Übelkeit die Melisse an. Sie ist außerdem eine gute Hilfe bei Angstzuständen und Abgespanntheit.

Streßwerttabelle in Punkten

Selbst nicht besonders schwerwiegende seelische Belastungen können sich zu einem beachtlichen Streßfaktor-Konto summieren. Psyche und Körper sind eine untrennbare Einheit, und wenn auch der Begriff Psychosomatik noch verhältnismäßig jung ist, so wissen wir heute, daß die meisten körperlichen Krankheiten seelische Ursachen haben.

25 Prozent der Bevölkerung haben mindestens gelegentlich Ein- und Durchschlafschwierigkeiten.

45 Prozent haben keinen erholsamen Schlaf.

30 Prozent sind tagsüber müde.

Lebensereignisse und Streßwert (nach Hausmann)

Ereignis	mittlerer Wert
Tod des (Ehe-)Partners	100
Scheidung	73
Trennung vom Ehepartner	65
Gefängnishaft	63
Tod eines engen Angehörigen	63
Schwere Verletzung oder Krankheit	53
Heirat	50
Arbeitsplatzverlust	47
Versöhnung mit dem (Ehe-)Partner	45
Pensionierung	45
Schwangerschaft	40
Sexuelle Probleme	39
Familienzuwachs	39
Tod eines Freundes	37
Aufnahme von hohen Krediten	31
Kind verläßt die Familie	29
Ärger mit Vorgesetzten	23
Wohnungswechsel	20
Schulwechsel	20
Änderung sozialer Aktivitäten	18
Änderung der Schlafgewohnheiten	16
Änderung der Eßgewohnheiten	15
Urlaub	13
Weihnachten	12
Kleinere Gesetzesverstöße	11

Richtgrößen:

150 - 199 Punkte	geringe Gesundheitsgefährdung
200 - 299 Punkte	mittlere Gesundheitsgefährdung
300 und mehr Punkte	hohe Gesundheitsgefährdung

Millionen Schlafgestörte in Deutschland*

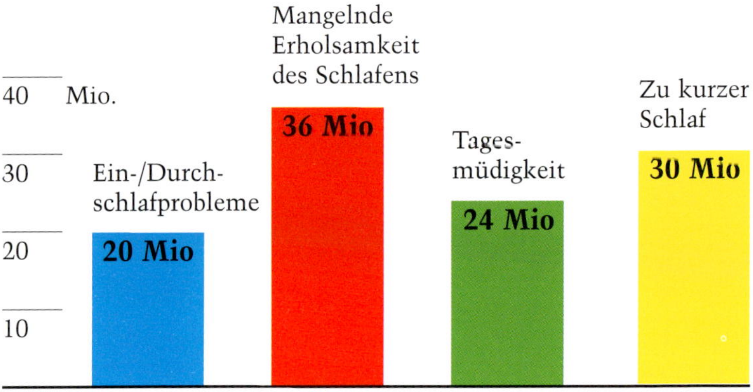

*Mehrfachnennungen waren möglich (nach Siemen et al. 1995)

Ein-/Durchschlafschwierigkeiten und Schlafmitteleinnahme im Altersverlauf

(nach Hajak et al. 1991)

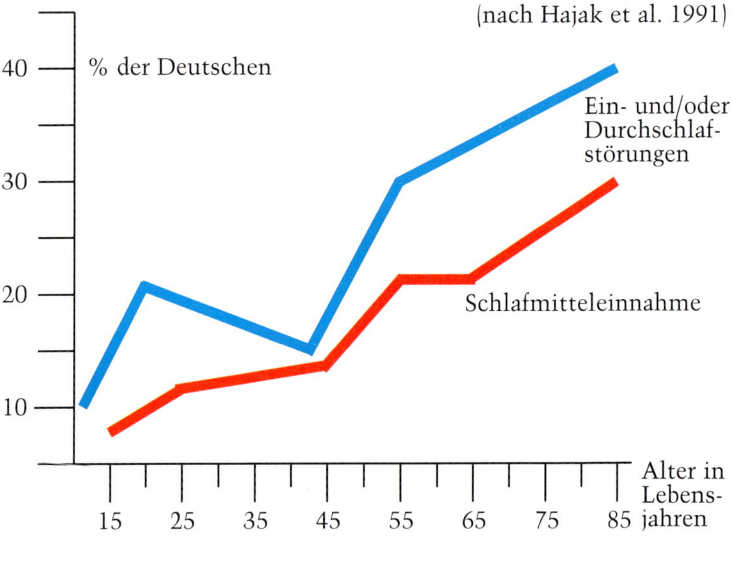

Abnehmen und Schlankbleiben mit Vernunft

Lebten unsere Vorfahren eigentlich gesund? Hatten sie auch Probleme mit Fehlernährung, Übergewicht und deren bekannten, so schwerwiegenden Folgeerkrankungen? Unsere Altvorderen ernährten sich – man mag es kaum glauben – wie wir es wohl nur mit äußerst schlechtem Gewissen tun würden. Sie verzehrten überwiegend Fleisch und kaum Gemüse. Wo sollten sie das auch herbekommen? Erst vor etwa 10.000 Jahren begann das Zeitalter der Agrikultur mit dem Anbau von Getreide und Feldfrüchten für die Ernährung der Erdenbewohner. In grauer Vorzeit, als der Mensch Sammler und Jäger war, sorgte die freie Wildbahn für seine Sättigung, doch diese Beute war nicht nur hochwillkommen, sondern obendrein fettarm und eiweißreich. Außerdem gab es das Stück Fleisch durchaus nicht täglich, denn das Jagdglück war außerordentlich unzuverlässig.

Seit die Menschheit Landwirtschaft betreibt, wurde Fleisch zum Privileg der Begüterten, weil sie das Jagdrecht besaßen. Das gemeine Volk begnügte sich notgedrungen vorwiegend mit pflanzlicher Nahrung, die über einen hohen Anteil von Ballaststoffen verfügte. Das änderte sich vor rund 100 Jahren mit dem Zeitalter der Industrialisierung ganz allmählich. Die expandierende Viehwirtschaft und das Ausmahlen des Getreides, das nur den weißen Mehlkörper übrig ließ, die allgemeine industrielle Verarbeitung und Verfeinerung der Nahrung sowie das enorme Angebot von Zucker und Fetten veränderte bis zu unseren Tagen die Kost beträchtlich.

Mittlerweile ist wieder ein gegenläufiger Trend, vorwiegend bei der jüngeren Generation, erkennbar. Es wird häufiger auf den Verzehr von Fleisch verzichtet und pflanzliche Kost bevorzugt. Neben humanitären und ökologischen Gesichtspunkten hat diese Lebensweise auch gesundheitliche Gründe. Fleisch und tierische Fette im Übermaß gelten als Risikofaktoren für Übergewicht und zahlreiche ernährungsbedingte Zivilisationsleiden wie Arteriosklerose, den Schrittmacher für Herz-Kreislauf-Erkrankungen sowie einige Krebsleiden. Außerdem hat die vorwiegend vegetarische Kost noch eine angenehme Seite. Man(n)/frau kann dabei nach Herzenslust zulangen, denn die Teller müssen nicht mehr, wie Loriot treffend bemerkte, »... übersichtlich ...« sein.

Im ständigen Kampf gegen überflüssige Pfunde und »Rettungsringe« um Bauch und Hüften sind üppige Salatschüsseln und Gemüseportionen genau das, was die Energiedichte der Mahlzeiten deutlich reduziert. Dafür sind die Ballaststoffe in erster Linie verantwortlich, denn auf diese Weise stimmt die Energiebilanz. Ballaststoffe zählen zu den unverdaulichen, aber sättigenden Nahrungsbestandteilen. Darmeigene Enzyme können sie nicht oder nur teilweise aufspalten, so daß sie buchstäblich kaum ins Gewicht fallen. Neben einer Minderung der verzehrten Kalorien, sprich Energie, kommt die Ballastzufuhr der gesamten Verdauung und dem Stoffwechsel zugute. Sehr ballaststoffreich sind unter anderem Haferflocken, Vollkornprodukte aller Art, Leinsamen, Sonnenblumenkerne sowie Obst, Salate und Gemüse.

Wenn etwa 60 Prozent der täglichen Kost aus diesen Produkten besteht, ist die permanente Sorge um das

Gewicht und dic Verdauung oder das gute Aussehen nahezu überflüssig. Wird die Ernährungsumstellung auf Anhieb nicht vertragen, sind Behutsamkeit und Geduld geboten, damit sich der Magen-Darm-Trakt ganz allmählich auf seine neue Arbeit einstellen kann. Etwa zwei bis vier Wochen kann die Umstellung des Organismus in Anspruch nehmen. Dann aber bringt diese gesundheitsbewußte Kostgestaltung neben der gewünschten Gewichtsregulierung noch einen unübersehbaren Nutzen mit sich: Viele Befürworter der Naturheilkunde sind davon überzeugt, daß wir nicht nur viel zu viel vom Falschen, sondern auch kopflastig zu sauer essen. Was bedeutet das in der täglichen Ernährungsumstellung?

Ebenso wie unser Hautorgan benötigt der gesamte Organismus eine etwa gleichbleibende pH-Qualität, um stoffwechselgesund zu bleiben. Da durch überschüssige Säure der Nahrung sogenannte »saure« Metaboliten in Organen und Geweben anfallen, müssen diese laufend entsorgt werden, damit sich Leistungseinbußen und gesundheitliche Beschwerden einigermaßen in Grenzen halten. Versagen diese körpereigenen Puffersysteme, kommt es zu akuter Übersäuerung, der sogenannten Azidose. Diese schwere Erkrankung ist jedoch eher selten und kommt praktisch nur als Folge von Diabetes oder ausgeprägten Atemwegserkrankungen vor. Aber die fortschreitende und letztendlich chronische Übersäuerung des Organismus ist nach Auffassung von Naturheilärzten eine überaus verbreitete Entgleisung in unserer Wohlstandsgesellschaft. Sie trifft als Folge von Fehlernährung und Streß fast jeden Bundesbürger. Überwiegend säurehaltige Nahrungsmittel sind Fleisch und Fleischprodukte sowie alle zuckerhaltigen Nahrungsmittel. Aber auch Alkohol, Nikotin und Kaffee in großen Mengen lassen den Körper in den sauren Bereich abdriften, und die basenhaltige Komponente wird zunehmend geringer.

Wenn wir ganz locker zu bequemen Zeitgenossen sagen: »Du wirst noch versauern«, stimmt dies aufs Haar, denn durch Bewegungsmangel verschiebt sich der Säure-Basen-Haushalt weiter in den negativen Bereich. Ernährt man(n)/frau sich ohne dieses biologische Gleichgewicht zu beachten, fällt die notwendige körperliche Aktivität flach und kommt womöglich noch bedrückender Streß hinzu, dann zeigen sich die Folgen der zunehmenden Übersäuerung des Körpers durch nachlassende Leistungsfähigkeit, Verdauungs- und Schlafstörungen, schlecht durchblutete Hände und Füße sowie Erschöpfung und Antriebsschwäche. Die Erschöpfung des Körpers kann durch organische Symptome wie rheumatische Beschwerden, Infektionsanfälligkeit, Migräne und Kopfschmerzen sowie depressive Verstimmungen deutlich werden.

Mit einer konsequenten Ernährungsumstellung durch den Verzehr säureneutraler Produkte wie naturbelassene Öle und Butter sowie basenspendende Kartoffeln, Obst und Gemüse (auch in Form von Säften), vor allem aber durch den Genuß von Milchprodukten und Mineralwässern kommt der Säure-Basen-Haushalt wieder in sein biologisches Gleichgewicht. Regelmäßige Bewegung unterstützt diesen Regenerationsprozeß. Und wer von Zuckersüßem, Koffein und Nikotin sowie Fleisch nicht lassen kann, sollte mit Hilfe von Heilkräutern und Gemüsesäften zumindest im Herbst und Frühjahr eine Blut- und Säftereinigungskur einplanen.

Die Frischpflanzensäfte von Artischocke, Brennessel und Kartoffeln sind ganz besonders gut dafür geeignet, die Säure-Basen-Balance im Stoffwechsel wiederherzustellen und gesundheitlichen Beeinträchtigungen rechtzeitig vorzubeugen. Als willkommene Dreingabe führt diese

Ernährungskorrektur nach dem Motto, weniger säure- und mehr basenreiche Lebensmittel im Verbund mit einer Grundsanierung durch Frischpflanzensäfte zur allmählichen Gewichtsregulierung.

Nach der Kur stellt sich ein neues Bewußtsein ein. Es wird gesünder getrunken und gegessen, und der Körper hält sein Gewicht auf ganz natürliche Weise, ohne den Jojo-Effekt der Gewichtszunahme nach einer der über 500 gängigen sogenannten Schlankheitsdiäten.

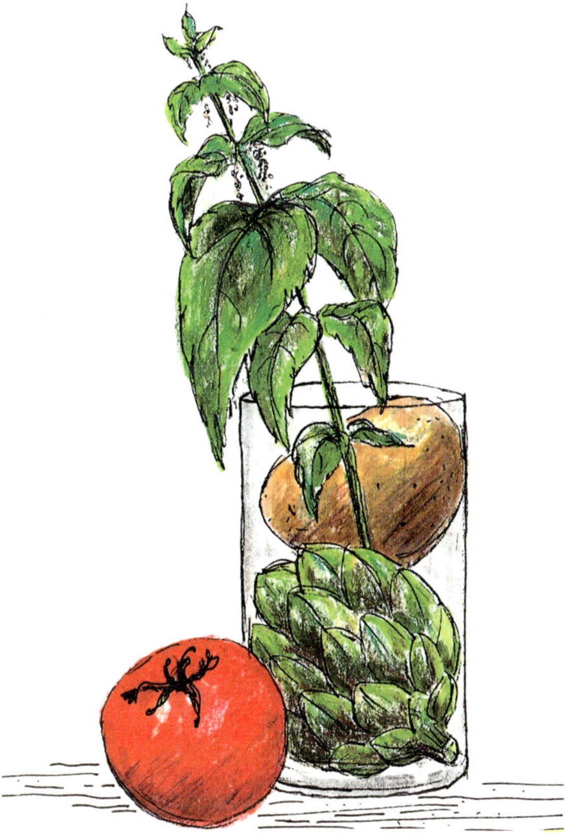

Hinweise zum gesunden Schlankwerden und -bleiben

Die meisten Diäten führen nur in die Sackgasse eines enttäuschenden Drehtüreffektes. Das heißt, die mühselig abgespeckten Pfunde sind kurz nach dem Diätende wieder angefuttert.

- Grundsätzlich gilt: Kurzfristige Radikalkuren – ganz gleich, mit welchen Hilfsmitteln – führen nicht zu dauerhaftem Erfolg.
- Wer abnehmen will oder dieses aus gesundheitlichen Beweggründen muß, sollte Umsicht walten lassen.
- Die wichtigste Voraussetzung ist: Orientieren Sie sich nicht an ein vorgegebenes Ideal, sondern finden sie Ihr ganz persönliches heraus.
- Von Gewichtstabellen lassen sich zwar Normal- und Idealwerte ablesen, aber es handelt sich um Durchschnittswerte, die den individuellen Körperbau nicht berücksichtigen können.
- Schielen Sie nicht sehnsüchtig nach der fragilen Figur eines Fotomodells, sondern fragen Sie sich ernsthaft, bei welchem Körpergewicht fühle ich mich wirklich wohl, gut gelaunt und leistungsfähig?
- Setzen Sie sich ein vernünftiges Ziel und wappnen Sie sich mit Geduld, denn die überflüssigen Pfunde sind auch nicht binnen weniger Tage entstanden.

- Wenn Sie innerhalb einer Woche etwa ein Pfund abnehmen und diese Strategie fortsetzen, kommt am Ende von einem bis zu zwei Monat(en) ein ganz hübsches Sümmchen zusammen.

- Die besten Begleiter auf dem Wege zu gesundem Schlankwerden und -bleiben sind vernünftige kalorienreduzierte Ernährung und eine angepaßte, regelmäßige körperliche Aktivität.

- Versuchen Sie, in Ruhe ballaststoffreiche Mahlzeiten und reichlich Flüssigkeit zu sich zu nehmen. Stillen Sie Ihre Lust auf Süßes möglichst mit frischem Obst und Gemüsestreifen.

- Gehen Sie öfter zu Fuß, meiden Sie Fahrstuhl und Rolltreppe. Jede körperliche Aktivität sorgt nicht nur für Energieverbrauch und Muskeltraining, sondern bringt den Kreislauf in Schwung und sorgt für ein positives Körperbewußtsein.

- Abführmittel, chemisch-synthetische Entwässerungsmedikamente (Diuretika) und Appetitzügler sind ungeeignete »Krücken«. Sie können zu empfindlicher Unterversorgung mit essentiellen Nährsubstanzen und Mineralstoffen führen. Diese zieht erhebliche Mangelerscheinungen wie Einbußen an Gesundheit, Leistungsfähigkeit und Lebensfreude nach sich.

- Dem Risiko der Unterversorgung gehen Sie aus dem Wege, wenn Sie Ihre Lebensgewohnheiten überdenken, gegebenenfalls korrigieren und pflanzliche Wirkstoffe zur Blutreinigung, Wasserausschwemmung, Stoffwechsel- und Verdauungsaktivierung sowie zur Kräftigung der vielfältigen Funktionen Ihrer inneren Organe nutzen.

Sie werden staunen, was Mutter Natur für eine klassische Frühjahrs- und/oder Herbstkur zur gesunden Gewichtsregulierung bereithält. Jeder Löffel voll Frischpflanzensaft bedeutet gleichzeitig eine Portion mehr Gesundheit.

Frühling und Herbst sind die beste Jahreszeit, um für den Körper etwas Gutes zu tun. Eine Trinkkur bringt Gesundheit und Spannkraft zurück, beugt aber vor allen Dingen ernährungsabhängigen Erkrankungen vor.

Das vielfältige Angebot für Ihre Kur

Artischockensaft	hilft der Leber zu entgiften.
Bärlauchsaft	fördert die Durchblutung sowie die Magen- und Darmtätigkeit.
Baldriansaft	beruhigt die Nerven und hilft beim Einschlafen.
Fastentrunk	aus Möhren und Tomaten eignet sich ideal für Saftfastentage.
Fenchelsaft	lindert Magen- und Darmverstimmungen, löst Schleim und Erkältungen.
Gänsefinger-krautsaft	löst Krämpfe und beugt Durchfällen vor.
Johanniskrautsaft	dämpft Nervosität und lindert Nerven-schmerzen.
Kamillensaft	löst Krämpfe, hemmt Entzündungen und hilft bei nervösen Magenbeschwerden.
Kartoffelsaft	verhindert Sodbrennen und Magen-übersäuerung.
Knoblauchsaft	zur Vorbeugung altersbedingter Gefäß-veränderungen (allg. Arteriosklerose).
Löwenzahnsaft	reinigt das Blut, regt die Harnbildung an und hilft bei Gallenbeschwerden.
Melissensaft	entspannt, mildert nervöse Magen- und Herz-beschwerden.
Rosmarinsaft	regt den Kreislauf an und hebt das Wohl-befinden.
Salbeisaft	eignet sich bei Erkältungen zum Gurgeln und Spülen von Mund und Rachen sowie zum Trinken bei starker Schweißabsonderung.
Thymiansaft	löst Schleim bei Erkältungen, macht die Atemwege und Atmungsorgane frei.
Weißdornsaft	stärkt Herz und Kreislauf.
Zwiebelsaft	entschlackt und verdünnt das Blut, regt die Produktion von Magen- und Darmsäften an.

Wasser ist Leben – die Flüssigkeitsbilanz muß stimmen

Daß wir trinken sollen und müssen, ist eine altbekannte Weisheit. Wasser löscht nicht allein den Durst, es trägt dazu bei, Schlacken und Abfallprodukte aus dem Körper zu entfernen, außerdem kühlt es uns an heißen Tagen bei Sport und körperlicher Bewegung durch die Schweißproduktion ab.

Der Körper des Erwachsenen besteht zu etwa 60 Prozent aus Wasser, das sich auf unterschiedliche Flüssigkeitsräume im Organismus verteilt. Zwei Drittel davon befinden sich innerhalb unserer 60 bis 100 Billionen Zellen (intrazelluläre Flüssigkeit) und ein Drittel außerhalb der Zellen (extrazelluläre Flüssigkeit). Zur letzteren Gruppe zählt das in den Blutgefäßen zirkulierende Flüssigkeitsvolumen (intravasale Flüssigkeit), das 5 Prozent des Körpergewichts darstellt und die in den Zellzwischenräumen der Grundsubstanz angesiedelte Flüssigkeit (interstitielle Flüssigkeit). Sie macht etwa 50 Prozent des Körpergewichts aus.

Zu den wasserreichsten Organen des Körpers zählen das Gehirn, die Leber und die Muskulatur. Daher reagieren diese Organe bei Wasserverlusten, die nicht befriedigend ersetzt werden, überaus empfindlich.

Die Verteilung des lebenswichtigen Wassers wird durch die sogenannten osmotischen Kräfte gesteuert, die von bestimmten Eiweißsubstanzen, vor allem aber den Mineralstoffen und Spurenelementen bestimmt werden. Der

Wasserhaushalt des Organismus kann darum von der Gegenwart der Mineralstoffe nicht getrennt werden. Wasser und Mineralsalze gehen immer Hand in Hand und auch bei der Ausscheidung miteinander verloren. Das Wasser dient als Transportmittel für alle wasserlöslichen Stoffe und ist darüber hinaus ein entscheidender Faktor der Wärmeregulation. Der lebenswichtige Wasserbedarf richtet sich nach den Flüssigkeitsverlusten, die über Harn und Stuhl, die Haut und Lunge auftreten. Diese stoffwechselbedingten Verluste müssen durch die Zufuhr von außen und das im Stoffwechsel bei der Endoxidation der energieanliefernden Nährstoffe anfallende Wasser (Oxidationswasser) ausgeglichen werden. Zum Aufbau von 1 g Glycogen (energiereiche Stärke) sind circa 2,7 g Wasser notwendig. Unter diesen Vorgaben beträgt der tägliche Flüssigkeitsbedarf des Erwachsenen bei leichter körperlicher Tätigkeit bereits 1,5 Liter!

Wasser nehmen wir nicht nur durch das Trinken zu uns, sondern ebenso mit Hilfe fester Nahrung. Dabei spielen Gemüse und Obst die Hauptrolle, denn sie bieten im Durchschnitt einen Wasseranteil von über 70 Prozent. Wasser ist durchaus kein toter Stoff, er ist Träger allen Lebens und für ungezählte Stoffwechselabläufe so unverzichtbar, daß der Mensch bis zu 30 Tagen – zuweilen auch mehr – ohne feste Nahrung überleben kann, aber nur etwa 3 Tage ohne Flüssigkeitszufuhr. Bei Wassermangel sinkt die körperlich-geistige und mentale Leistungsfähigkeit deutlich ab. Ein Wasserverlust von bis zu 2 Prozent des Körpergewichts verringert bereits die Ausdauerleistung und erzeugt ein leichtes Durstgefühl. Erst der Verlust von bis zu 6 Prozent des Körpergewichts erzeugt ein starkes Durstempfinden sowie Schwäche, Reizbarkeit und Erschöpfung. Wird nicht ausreichend getrunken, verstärken sich diese Signalsymptome, und es stellen sich häufig

Übelkeit, psychische Fehlleistungen, mangelhafte motorische Koordination und weitere Mißempfindungen ein.

In den Regalen der Supermärkte steht ein riesiges Angebot von Getränken. Allein bei Mineralwasser können wir unter vielen Sorten wählen und dazu kommt eine schier unübersehbare Menge gesüßter Limonaden sowie Frucht- und Gemüsesäfte. Unser Leitungswasser – so heißt es – wäre von bester Trinkqualität, aber dieser Versicherung der Wasserwerke schenken nur wenige Glauben, denn je nach Region wird es aus Seen, Flüssen, Grund- oder Oberflächenwasser aufbereitet. Es hat mit natürlichem frischen Quellwasser und dessen biologischem Mineralstoff- und Spurenelementeanteil nicht mehr viel zu tun. Heute weiß niemand genau zu sagen, wieviel von diesen unverzichtbaren Substanzen davon noch im Trinkwasser vorhanden sind.

Es ist ein Trugschluß, Wasserverluste, die immer Flüssigkeits- und Mineralstoffverluste sind, nur durch die Zufuhr reinen Wassers zu ersetzen. Im Organismus stehen Salzgehalt und Flüssigkeitsmenge in einem festen Verhältnis, sprich physiologischen Gleichgewicht zueinander, so daß reines Wasser nicht im Körper gebunden werden kann, wenn die dazu unbedingt notwendigen Mineralien nicht mitgeliefert werden. In diesem Fall scheidet der Körper über die Nieren das Wasserangebot aus und nimmt obendrein weitere Mineralstoffe mit sich. Dadurch verschlechtert sich die Mineralstoffbilanz des Körpers weiter in den Soll-Bereich hinein. Im Extremfall kommt es zum Beispiel bei Verdurstenden in der Wüste durch die Gabe reinen Wassers zu einer sogenannten *Wasservergiftung* . Sie zieht eine zunehmende Verschlechterung der ohnehin bedrohlichen Situation nach sich.

Es ist leider viel zu wenig bekannt, daß auch Limonaden und colahaltige Getränke fast ausschließlich reines Wasser liefern und kaum geeignet sein können, Wasser und Mineralstoffverluste natürlich und wirksam auszugleichen. Außerdem sind diese Getränke zumeist zuckersüß und eher Kalorienbomben als gesunde Durstlöscher (1 Liter kann vergleichsweise bis zu 40 Stück Würfelzucker enthalten!).

Neben hochwertigen Mineralwässern sind naturreine Gemüsesäfte am besten geeignet, sowohl Flüssigkeits- als auch Mineralstoffverluste verläßlich auszugleichen. Empfehlenswert sind außerdem wasserreiche Früchte wie Äpfel, Orangen und Melonen, weil sie über bis zu 90 Prozent Wasser und wichtige Mineralstoffe wie Kalium und Magnesium verfügen. Ebenso günstig ist auch die Mischung aus Gemüsesäften und Mineralwasser im Verhältnis 1 : 1. Mineralwasser allein kann den Mineralstoffbedarf des Organismus nicht decken, ebenso ungeeignet ist Bier, denn der Abbau und die Ausscheidung des Alkohols verbraucht verstärkt Magnesium, und bei der Flüssigkeitsausleitung über die Nieren verliert der Körper weitere Mineralien und Spurenelemente. Kaffee in größeren Mengen ist stark säureüberschüssig und darum zur Flüssigkeitsversorgung des Körpers nicht unbedingt geeignet. Der gute alte Brauch, in Wiener Kaffeehäusern zum heißgeliebten Braunen ein Glas Wasser zu servieren, sollte viel öfter in den deutschen Trinkalltag Einzug halten.

Wasser wird zu Mineralwasser, in dem es verschiedene Gesteinsschichten durchläuft und je nach Ort und Dauer dieses Durchflusses mehr oder minder viele anteilige Mineralien aus dem Gestein herauslöst. Dieser Verlauf bestimmt hernach, welche Mineralien in der Abfüllung enthalten sind. Die natürliche Kohlensäure des Wassers hilft bei der Loslösung der Mineralien aus den Gesteinslagen und macht das Wasser frisch und länger haltbar.

Als Mineralstoffspender ist auch dieses Wasser allein unzulänglich. Genügend Mineralien nimmt man nur durch den Verzehr von Gemüse, deren Säften und vor allem durch vollreife Früchte, Vollkorn, Samen, Nüsse und Milchprodukte auf.

Mineralwässer stabilisieren je nach Inhalt das Säure-Basen-Gleichgewicht des Stoffwechsels. Hydrogenkarbonat oder Bikarbonat fördern den Abbau von Übersäuerung. Sie lindern Magenbeschwerden und Sodbrennen, aber nur Mineralwässer mit mehr als 500 mg/l Hydrogenkarbonat oder Bikarbonat wirken ausreichend basenspendend und sind in der Lage, den Säureüberschuß des Körpers abzubauen.

Wie soll die Flüssigkeitsaufnahme gestaltet werden? Die Antwort wäre ganz simpel, wenn dem nicht etwas ganz Entscheidendes entgegenstünde: Die Unzuverlässigkeit des Durstgefühls. Während vor allem Kinder und Heranwachsende ihren großen Flüssigkeitsbedarf nicht nur spüren, sondern auch ungehemmt trinken, verändert sich mit zunehmenden Jahren das Durstempfinden, in dem es sich immer weniger deutlich zeigt und zu rechter Zeit mahnt: Du mußt trinken! In ungezählten Fällen ist das Durstgefühl so diffus und verfälscht, daß statt zu trinken, irgendetwas gegessen wird. Viele schlankheitsbewußte Frauen sind darüber hinaus der irrigen Meinung, daß die Flüssigkeitszufuhr »dick macht«, und auf diese Weise wird dem Durstgefühl nicht genügend nachgegeben, bis es sich zuerst nur noch zaghaft und später kaum mehr meldet. Frauen und ältere Mitbürger zählen zu der großen Risikogruppe der Menschen mit einer unzulänglichen Flüssigkeitsversorgung, und die meisten von ihnen haben überhaupt nicht die geringste Ahnung, in welche Gefahr sie sich begeben (siehe Tabelle über die Folgen des Wassermangels Seite 206).

Hinweise für gesundes Trinkverhalten

- Prinzipiell sollten Getränke weder zu heiß noch zu kalt genossen werden, da sie sonst viel zu lange im Magen verweilen.
- Die Aufnahme von zwei bis drei Litern über den Tag verteilt ist unter normalen Gegebenheiten empfehlenswert.
- Große Trinkmengen eine halbe Stunde vor und nach dem Essen oder während der Mahlzeit sind ungeeignet. Sie verdünnen die Verdauungssäfte und verhindern somit eine optimale Nahrungsauswertung.
- Zwischen den Mahlzeiten sollten leichte Kräutertees, Mineralwässer und Gemüsesäfte (eventuell 1 : 1 mit Wasser verdünnt) sowie Molke getrunken werden.
- Gemüsesäfte und verschiedene Wasser- und Mineralwasserqualitäten garantieren die natürliche Durchsaftung des Körpers, beschleunigen die Entschlackung, sorgen für Gesundheit und Leistungsfähigkeit aber auch für eine schöne, gesunde Haut.
- Ein großes Glas lauwarmes Wasser oder Mineralwasser, gleich nach dem Aufstehen nüchtern getrunken, fördert die Entgiftung des Körpers und kann für die morgendliche Darmentleerung eine wirkungsvolle Anregung sein.
- Während längerer körperlicher Belastung im sportlichen und beruflichen Bereich sowie bei hohen Außentemperaturen sollten generell Getränke aufgenommen werden, bevor sich das Durstgefühl bemerkbar macht.

- Ältere Menschen benötigen mehrmals am Tag eine konsequente Ermunterung, zu trinken, denn das Angebot sollte unbedingt regelmäßig sein.
- Frauen brauchen sich keineswegs vor einer Gewichtszunahme zu fürchten, wenn sie zwei bis drei Liter kalorienarme Flüssigkeit am Tag trinken. Das Gegenteil ist der Fall!
- Erhält der Stoffwechsel die notwendige Flüssigkeitszufuhr, wird er zu einer rascheren Gangart angekurbelt und das heißt: Trinken macht schlank.

Auswirkungen bei Wassermangel in % des Körpergewichts

(nach MOESCH)

1 - 5 %	6 - 10 %	11 - 20 %
Durst	Schwindelgefühl	Delirium
Unbehagen	Kopfschmerzen	Krämpfe
Übelkeit	Kribbeln in den Gliedern	Geschwollene Zunge
Appetitlosigkeit	Atemnot	Unfähigkeit zu schlucken
Hautröte	Vermindertes Blutvolumen	Schwerhörigkeit
Ungeduld	Erhöhte Blutkonzentration	Verschleiertes Sehen
Müdigkeit	Ausbleiben der Speichelbildung	Runzlige Haut
Erhöhte Herzfrequenz	Sprechschwierigkeiten	Schmerzhaftes Harnlassen
Erhöhte Rektaltemperatur	Gehunfähigkeit	Empfindungslose Haut
Einschränkung der Bewegungen		Anurie

Für den gesunden Trinkgenuß folgen hier einige Vorschläge. Sie können die Säfte sowohl pur als auch mit Mineralwasser verdünnt genießen.

Holundersaft

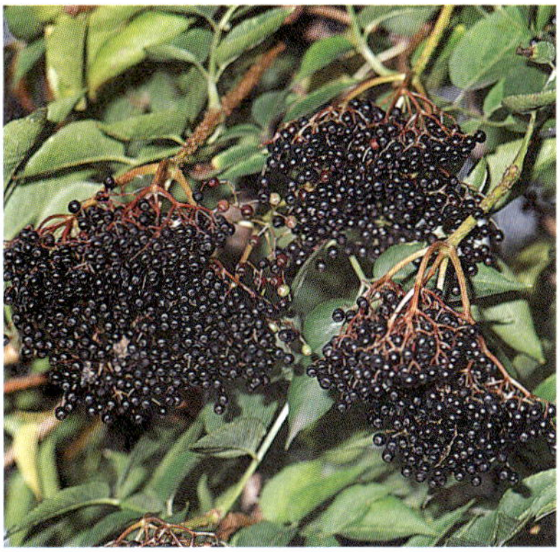

Die vollreifen Beeren des schwarzen Holunders sind wahrhaftig ein Wirkstoffpool. Sie enthalten reichlich Carotinoiden, Vitamin C, Zucker-, Gerb- und Bitterstoffe, ätherische Öle sowie Rutin und weitere Pflanzenfarbstoffe. Sie alle wirken in Gemeinsamkeit harnausleitend, gefäßstärkend, blut- und säftereinigend sowie mild abführend und schweißtreibend.

Schon die Steinzeitmenschen sollen den Holunder als Heilpflanze genutzt haben, und der Baum gilt noch heute in Bauerngärten als »Glücksbringer«, der niemals mit der Axt geschlagen werden darf. Als die Nonnen von Kloster Reuteberg in Oberbayern im Jahre 1944 an einer schweren Pilzvergiftung erkrankten und kein Arzt erreichbar war, kurierten sie sich erfolgreich mit Holundermus. Dieses Mus sowie Marmelade und Holundersaft werden aus den frischen reifen Beeren hergestellt, um sie als abwehrstärkende Hilfe gegen Erkältungen, Grippe, Nierenentzündung, Verdauungsstörungen sowie Wasseransammlungen und Stoffwechselentgleisungen zu nutzen. Pfarrer Sebastian Kneipp riet: »Es wäre gut, wenn in jeder Hausapotheke eine Schachtel gedörrter Holunderblüten aufbewahrt würde ..., es kann Fälle geben, in denen ein derart lösendes und schweißtreibendes Mittel überaus treffliche Dienste leistet.«

Pflanzenexperten sprechen dem Holundersaft nervenstärkende, beruhigende Fähigkeiten zu. Und dieser Trinkgenuß mit den vielfältigen Eigenschaften ist ein ausgezeichnetes Gesundheitsangebot für die Kur zur Regeneration oder Umstimmungstherapie des Körpers, um schlank zu werden und zu bleiben.

Mohrrübensaft

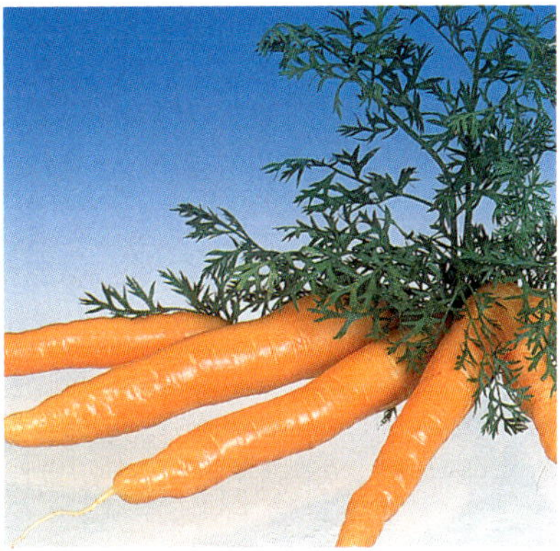

Die Mohrrübe, Karotte, Möhre oder Gelbe Rübe zu beschreiben, hieße, Eulen nach Athen zu tragen. Jeder von uns kennt die Gemüsepflanze, mag sie oder lehnt sie strikt ab.

In der Regel sind Mohrrüben die erste Nahrung des Säuglings nach der Muttermilch. Allein diese Tatsache spricht für die leichte Verdaulichkeit und Magenfreundlichkeit. Bei allen Magen-Darm-Störungen sind deshalb gedünstete und vielleicht noch pürierte Karotten eine äußerst schonende und den Verdauungstrakt sanierende Kost. Die Volksmedizin sagt dem Wurzelgemüse eine leichte Wirkung bei Wurmbefall nach und empfiehlt sie außerdem zur sanften Wasserausleitung. Die wichtigste Eigenschaft der Karotte aus moderner ernährungsphysiologischer Sicht ist ihr hoher Anteil an beta-Carotin, das allgemeinhin als Vorstufe des Vitamin A bezeichnet wird. Aber das beta-Carotin wird nach neuen wissenschaftlichen Studien keinesfalls nur zur Bildung von Vitamin A benötigt, sondern ist ein eigenständiger essentieller Nährstoff mit antioxidativen Eigenschaften.

Beta-Carotin zählt zu den wichtigsten Fängern oder Gegenspielern der freien Radikale.

Es handelt sich dabei um energiereiche und hochaggressive Molekülbruchstücke, die sich durch normale biochemische Reaktionen im Organismus sowie außerdem durch Umwelteinflüsse bilden. Dazu zählen Luftschadstoffe, Nahrungsmittelzusätze, Stoffwechselendprodukte von Medikamenten, Rückstände aus der Unkraut- und Schädlingsbekämpfung, Zigarettenrauch und übermäßige UV-Lichteinwirkung. Sie alle führen ohne wirksame Gegensteuerung zu nicht mehr beherrschbaren Körperantworten. Überschießende freie Radikale schädigen unter anderem das Protein im Zellkern und damit das unverwechselbare Erbgut der DNS. Dies führt zu Langzeitschädigungen wie vorzeitiger Alterung, Herz- und Gefäßerkrankungen, Krebsleiden und vielen weiteren degenerativen Erkrankungen.

Ungezählte wissenschaftliche Studien in aller Welt zeigen, daß eine optimale Versorgung mit beta-Carotin die Abwehrfähigkeit des Körpers anhebt. Es gilt als sicher, daß diese Abwehroptimierung auf der Fähigkeit des beta-Carotins beruht, freie Radikale zu entschärfen, noch bevor sie zu Zellschädigungen und Krankheitsverläufen führen können. Außerdem zeigen zahlreiche Untersuchungen der Haut, daß sich eine gute beta-Carotin-Versorgung mit der Nahrung als Lichtschutzfaktor von innen gegen die krankmachenden Folgen des UV-Lichts auszeichnet.

Der Verzehr *roher* Karotten hebt insgesamt die Blutserum-Spiegel nur unerheblich an, denn Karotten enthalten beta-Carotin in kristalliner Form, eingeschlossen in eine unverdauliche Zellmembran. Daher eignet sich der Genuß roher Karotten eher zur Versorgung mit verdauungsfördernden Ballaststoffen. Erst nach dem Aufbrechen der Zellwand durch die Zubereitung von Karottenmus oder Karottensaft steht dem Körper das beta-Carotin in aufnahmefreundlicher Weise zur Verfügung (dies gilt ebenso für Lycopin, den Farbstoff von Tomaten!).

Großmutters Praktik, dem gegarten Gemüse ein Stück Butter beizufügen, ist aktueller denn je. Beta-Carotin gehört zu den fettlöslichen Vitaminen und kann deshalb nur im Verbund mit Fettsäuren von der Darmwand in den Stoffwechsel aufgenommen werden. Ganz im Gegensatz zu Vitamin A verfügt das beta-Carotin über eine große Sicherheitsbreite. Hohe Dosierungen führen zwar zuweilen zu einer äußerlich sichtbaren Gelbfärbung der Haut, einer sogenannten Hypercarotinämie. Diese ist jedoch völlig ungefährlich. Die Gelbfärbung zeigt sich in erster Linie an den Handflächen und Fußsohlen. Um die Sicherheitsbreite hoher beta-Carotin-Gaben zu prüfen, erhielten Versuchspersonen mit lichtempfindlicher Haut über einen Zeitraum von 10 Jahren hinweg beta-Carotin-Dosen von 50 bis 200 mg. Hierbei kam es zu keinen nachteiligen Nebenwirkungen.

Möhrensaft mit dem Mark frischer, biologisch angebauter Karotten enthält reichlich beta-Carotin in leicht absorbierbarer Form. Essen Sie vor dem Trinkgenuß ein Stück Butterbrot, Quark oder Käse, damit dem Darm für die beta-Carotin-Aufnahme Fett angeboten wird.

beta-Carotingehalt ausgewählter Gemüse

	beta-Carotingehalt (mg/kg)
Karotten	70,0
Spinat, gekocht	60,0
Rote Bete, gekocht	50,0
Grünkohl, gekocht	50,0
Broccoli, gekocht	50,0
Endiviensalat	20,0
Tomatensaft	7,0
Tomaten	5,0
Grüne Bohnen	3,0

Quelle: Biesalski, Fürst, Kasper, Kluthe, Pölert, Puchstein, Stähelin: Ernährungsmedizin, 1995, Thieme-Verlag, Stuttgart

Rote-Bete-Saft

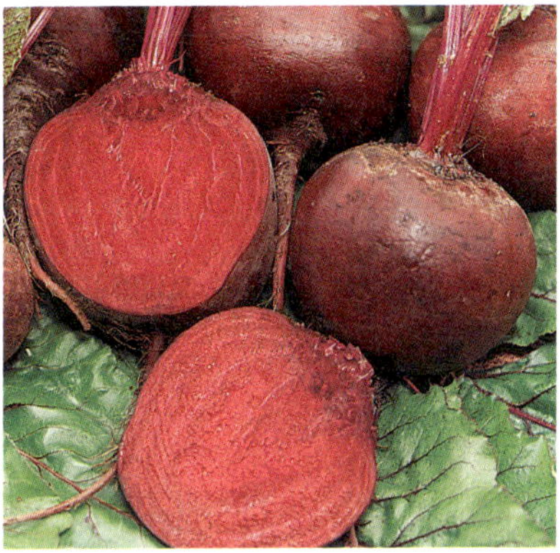

Zum Sortiment der empfehlenswerten gesunden Gemüse gehört unbedingt der Saft biologisch gezogener Rote Bete. Die Pflanze stammt aus der Familie der wildwachsenden Meerstrandrübe und ist ein vorzügliches Lebensmittel, das traditionell ebenso zur kalten Küche gehört wie sauer eingelegte Gurken. Besonders in Osteuropa stehen Rote Bete hoch im Kurs und häufig auf dem Speiseplan. Das Nationalgericht der Russen und Polen – der Borschtsch – wird vorwiegend aus roten Rüben gekocht und schmeckt in der ursprünglichen Form großartig. Die dicke Wurzelknolle enthält den roten Farbstoff Betanin, ihr Kraut ist dagegen wertlos. Dem Betanin wird eine gefäßstärkende und abwehrstimulierende Wirkung nachgesagt. Darum empfiehlt die Volksmedizin schon lange im Rahmen der Gesundheitsvorsorge, regelmäßig Rote-Bete-Saft zu trinken.

Bis vor wenigen Jahren wurde sehr hartnäckig die Vermutung diskutiert, daß Rote Bete Tumore verhindern und deren Wachstum abschwächen könnte. Streng wissenschaftlich ist bislang nichts dergleichen bewiesen, aber ebenso wenig das Gegenteil. Offensichtlich sind Rote Bete aber nicht das euphorisch gepriesene »Wundermittel«

gegen den Krebs. Es heißt, daß erst durch den Verzehr von 30 kg Rüben pro Tag eine wirksame Betanindosis aufgenommen werden könnte. Diese jedoch – das behaupten Toxikologen – führt zu Vergiftungen. Wieder einmal kommt hiermit ein wichtiger Grundsatz der Naturheilkunde zum Tragen: Die Menge macht das Gift ...

Der Preßsaft von Rote Bete enthält große Mengen basischer Substanzen, die den Säureüberschuß des Körpers abpuffern, den Stoffwechsel regulieren und anregen. Deshalb ist das Diätetikum ein idealer Begleiter auf dem Wege, Gesundheit zu trinken. Man verwendet Rote-Bete-Saft traditionell in der Erholungsphase nach infektiösen, fiebrigen Erkrankungen, bei chronischen Schwächezuständen und zur gesundheitlichen Sanierung des Verdauungstraktes.

Sauerkrautsaft

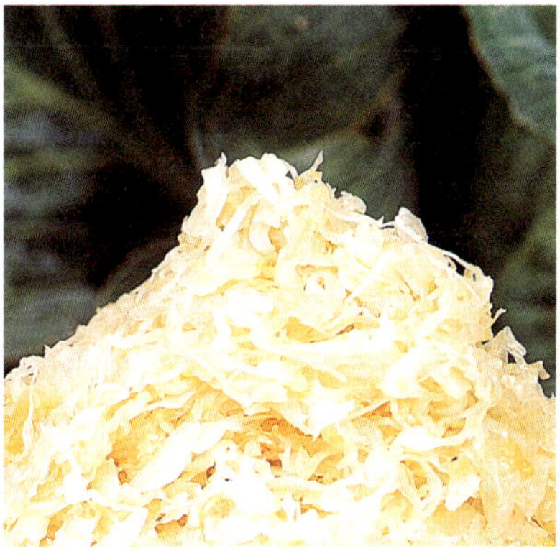

Der frisch vergorene, michsäurereiche und salzarme Zellsaft des Weißkohls ist und bleibt eine wahre Wohltat und aktive Unterstützung bei der Regeneration gestörter Darmfunktionen. Dies gilt insbesondere für die Sanierung des Bakterienrasens, der aus ungezählten nützlichen Mitbewohnern des Dickdarms besteht. Das Angebot von Nahrungsmitteln und Getränken mit rechtsdrehender Milchsäure führt ab und dazu zählt Pfarrer Kneipps »Darmputzer« an erster Stelle. Rohes Sauerkraut oder noch besser der Sauerkrautsaft, Kefir, Joghurt, Dickmilch oder naturreine Molke sind ausgezeichnete Milchsäurespender. Die gesunde Darmflora besteht hauptsächlich aus Kolibakterien (Kolon = Dickdarm), und aufgrund von Fehl- und Überernährung, Abführmittelmißbrauch und Medikamenteneinnahme kann sich diese negativ verändern. Hiermit wird die Ansiedlung und das Wachstum schädlicher Bakterien ermöglicht. Medikamente wie Antibiotika entfalten ihre Wirkung nicht nur am Bestimmungsort, sondern auch im Darm. So wird die Bahn frei für unerwünschte Keime wie Bakterien und Pilze, die sich dann in der aus dem Gleichgewicht geratenen Darmflora schneller vermehren können. Da der menschliche Darm bis zu 80 Prozent des aktiven, körpereigenen Immunsystems beherbergt, sind die Entgleisungen der Darmflora stets von großer Tragweite für das gesamte Abwehrsystem. Auf dieser Grundlage können sich Magen- und Darmkatarrh, Blähsucht, Dyspepsie (Gärungsprozesse), Infektionen und Fäulnisvorgänge entwickeln. Durch die Hilfe einer mehrwöchigen Sauerkrautsaft-Trinkkur läßt sich das Ungleichgewicht der Bakterienflora beheben, und Verdauungsstörungen heilen aus.

Sauerkrautsaft entgiftet den Körper, und durch eine Nahrungsumstellung (wenig Zucker und Alkohol, reichlich ballaststoffreiche Kost) wird Pilzen und Bakterien der Lebensraum genommen und die zuvor gestörte Darmflora gesundet.

Neben wichtigen Schutzstoffen des Sauerkrautsaftes wie Vitamin B und Vitamin C ist die Milchsäure vorrangig an der heilenden Wirkung beteiligt. Übrigens: Bei rechtsdrehender (L(+)) oder linksdrehender (D(-)) Milchsäure handelt es sich um zwei verschiedene Formen. Unter polarisierendem Licht im Labor dreht sich der Lichtstrahl bei L(+) ein wenig nach rechts, bei D(-) nach links. Die rechtsdrehende Milchsäure wird vom Körper sehr viel leichter aufgenommen und schneller verwertet. Sauerkrautsaft aus der Apotheke oder dem Reformhaus bietet rechtsdrehende Milchsäure für gesunden Trinkgenuß an. Von diesen Milchsäurebakterien weiß man, daß sie den Aufbau und die Erhaltung eines funktionstüchtigen Abwehrsystems unterstützen. Die Aufgabe des Immunsystems im Darm ist, vor Ort das Eindringen krankmachender Keime zu verhindern und den Darm vor einer bakteriellen Fehlbesiedlung zu bewahren.

Tomatensaft

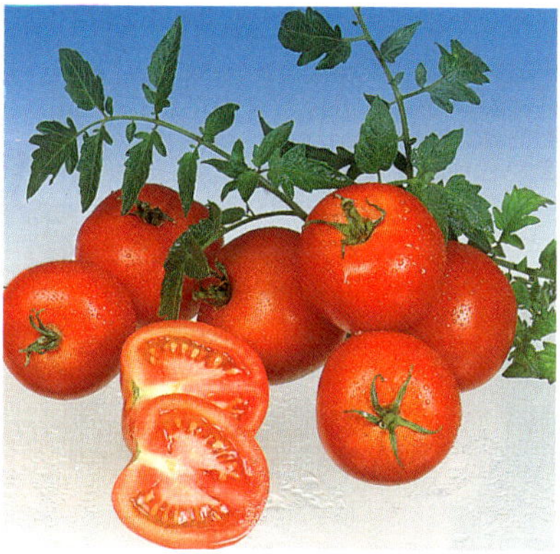

Die Tomate ist das erklärte Lieblingsgemüse der Deutschen. Das ursprünglich aus Mittel- und Südamerika stammende Nachtschattengewächs wurde im Verlauf des 20. Jahrhunderts weltweit angebaut und im deutschsprachigen Raum auch Liebesapfel, Paradiesapfel, Paradeiser oder Goldapfel genannt. Die roten saftigen Früchte enthalten 2,4 bis 3 Prozent Zuckerstoffe, die Vitamine B, C und K sowie beta-Carotin, aber auch Kalzium und Magnesium sowie die Spurenelemente Mangan, Kupfer und Kobalt. Ob allerdings Treibhaustomaten, die bei Kunstlicht und auf einem ganz speziellen Nährboden herangezogen werden, diese Nährstoffdichte aufweisen, wage nicht nur ich zu bezweifeln. Biologisch gezogene und von der Sonne verwöhnte Freilandfrüchte schmecken schließlich ganz anders als die wäßrigen und faden Kunstprodukte.

Tomaten haben eine verdauungsregulierende, leicht abführende Wirkung und ihre Inhaltsstoffe unterstützen die gesunden Funktionen der Bauchspeicheldrüse und Leber. Dies gilt allerdings nur, wenn alle arteigenen Wirkstoffe tatsächlich zur Verfügung stehen. Da Tomaten wenig Kalorien enthalten, sind sie ein ideales Nahrungsmittel und in Form von naturreinem, ungewürzten Saft für die Diät bestens geeignet. Der Preßsaft ist sehr bekömmlich und daher auch als Durstlöscher für Kleinkinder zu empfehlen. In Kombination mit den Säften von Spinat und Mohrrüben steht den Jüngsten eine Auswahl zur Verfügung, die den gesüßten Fertigtees mit Sicherheit überlegen sein dürfte. Der Tomatensaft aus dem Reformhaus oder der Apotheke eignet sich ebenso für werdende Mütter, stillende Frauen oder für Rekonvaleszenten nach überstandener Krankheit. Tomatensaft bietet gesunden Trinkgenuß für die ganze Familie und ist eine vernünftige Alternative zu colahaltigen Getränken und gesüßten Limonaden für groß und klein, die ohnehin Ketchup, sprich den Tomatengeschmack über alles schätzen.

FasToFit Fastentrank

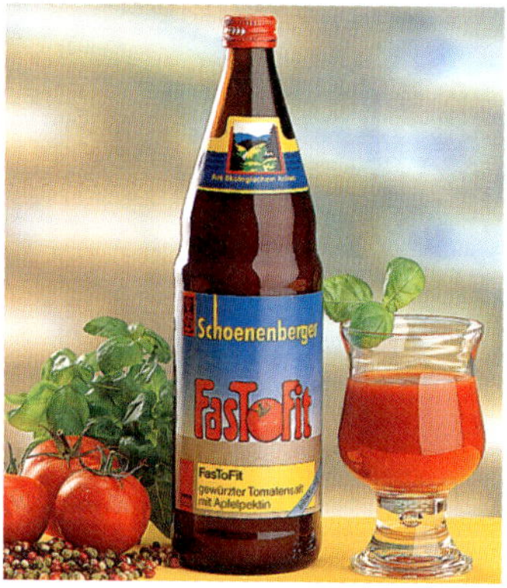

Diese Saftkomposition ist eine Kombination von Tomatensaft und Apfelpektin und darum ein sehr sättigendes, aber gleichzeitig kalorienarmes Getränk. FasToFit ist für Entlastungs- und Safttage besonders empfehlenswert. Der hohe Anteil von Ballaststoffen sorgt für Sättigungsgefühl im Magen und begünstigt gleichzeitig die Verdauung. Das wohlschmeckende Getränk ist leicht gewürzt und bietet auf 100 ml gerade mal 20 kcal, entsprechend 85 kJ. Wer abnehmen möchte oder dies aus gesundheitlichen Gründen muß, verliert mit FasToFit an Gewicht, und zwar auf natürliche und wohlschmeckende Weise.

Kürbissaft und Kartoffelsaft entlasten den Stoffwechsel, steigern die Verbrennung im Körper, zehren Schlacken auf, steigern das Ausschwitzen und die Ausscheidung von Giftstoffen. Gemüsesäfte dienen ebenfalls der Entwässerung und Gewichtsregulierung. Darüber hinaus bietet eine Saftkur dem Organismus Vitamine, Mineralstoffe, Spurenelemente, Enzyme sowie wertvolle Eiweiß- und Zuckerstoffe an.

Wer selbst Säfte preßt – was mit den entsprechenden Geräten recht einfach möglich ist – sollte diese so frisch wie möglich trinken. Wenn der Saft dickflüssig aus der

Presse läuft und trüb aussieht, dann muß man wissen, gerade in diesen trüben Stoffen steckt das Wertvollste für die Gesundheit. Bleibt allerdings ein Saft länger stehen, wird er verdünnt oder erwärmt, dem Licht- und Lufteinfluß ausgeliefert, dann gehen rasch viele Vitamine und wertvolle Inhaltsstoffe verloren.

Die Säfte – ganz gleich, ob sie selbstgepreßt oder als Fertigprodukte aus dem Fachhandel stammen – sollten langsam und schluckweise genossen und eine Weile im Mund behalten werden. Im allgemeinen verordnen die Ärzte, am Saft- beziehungsweise Entlastungstag einen Liter Gemüsesaft über den Tag verteilt zu trinken und höchstens zwischendurch ein trockenes Knäckebrot zu verzehren. Ein Safttag ist sehr vernünftig, besser sind – je nach individuellem Befinden – zwei oder drei hintereinander, etwa im Urlaub oder am Wochenende. Ganz wichtig ist:

Ein Viertelliter Saft entspricht etwa 500 g frischem Gemüse.

Dieser Viertelliter und selbstverständlich auch mehr über den ganzen Tag verteilt getrunken ist durchaus leicht zu schaffen. Jedoch wer ißt schon täglich 3mal ein ganzes Pfund Gemüse?

Weltweit lassen medizinische Forschung und die Ernährungswissenschaft keinen Zweifel daran, daß reichlicher Gemüseverzehr dem Entstehen zivilisationsbedingter Erkrankungen auf natürliche Weise Pari bietet. Dies gilt sowohl vorbeugend als auch lindernd. Max Birchner-Benner drückte schon vor Jahren aus, was gesundheitsbewußte Menschen Tag für Tag in ihrem Ernährungsfahrplan beherzigen sollten: »In den Frischgemüsen birgt sich eine viel zu wenig bekannte, erstaunliche Heilkraft gegen ein ganzes Heer von verbreiteten Krankheiten.« Gemüsesäfte sind eine hervorragende Möglichkeit, dem Körper das Wertvollste der Gemüse in konzentrierter Form anzubieten und ganz einfach und angenehm Gesundheit pur zu trinken.

Zum Schluß

Wir sind am Ende des Weges angelangt und sollten gemeinsam ein praxisnahes Fazit ziehen, das den Sinn und Nutzen der Frischpflanzentherapie zusammenfaßt.

Zahlreiche Kneipp- und Naturheilärzte empfehlen ihren Patientinnen und Patienten immer dann, wenn sie sich erkältet, müde, gestreßt und nervös, abgespannt und aufgeschwemmt oder auch depressiv verstimmt fühlen sowie unter Verdauungsbeschwerden und anderen sogenannten Banalerkrankungen leiden, eine Kur mit Frischpflanzensäften. Diese werden im Rhythmus der täglichen Mahlzeiten löffelweise eingenommen, es gibt sie in großer Vielfalt und von vorzüglicher Qualität. Die Frischpflanzensäfte halten sich im Kühlschrank tagelang und man kann sie je nach Bedarf und Wirkweisen mischen. Für die gewünschte Blutreinigung nimmt man beispielsweise am besten Birkenblätter-, Brennessel- und Brunnenkressesaft. Gegen Nervosität und alltägliche Streßfolgen, aber auch zur allgemeinen Entspannung tragen Baldrian- und Melissensaft bei.

Grün bedeutet bekanntlich Hoffnung, und die Hoffnung ungezählter Menschen heute ist, daß sich die moderne Medizin, die Krankenkassen und Gesundheitspolitiker öfter auf die Heilkraft aus der grünen Apotheke nach dem Motto besinnt:

Chemie, wo es sein muß,
Heilpflanzen, wo es sein kann.

Der stetig wachsende Wunsch nach der Phytotherapie sollte jedoch nicht mit Magie oder Aberglauben in Verbindung gebracht oder zum neuesten Modetrend hochstilisiert werden. Die Pflanzenheilkunde kann sich heute auf viele klinische Studien stützen und ebenso auf eine Fülle empirischer Erfahrungen von ungezählten Ärzten mit vielen Millionen Patienten. Da eine große Zahl von Krankheiten mit den Mitteln der klassischen Medizin nicht oder nur unbefriedigend zu behandeln sind, sehnen sich immer mehr Menschen nach sanften und naturnahen Heilweisen.

Wer mit der Natur in Einklang leben möchte und auf ihre präventiven und heilenden Wirkweisen baut, sollte sich jedoch davor hüten, von der Pflanzenheilkunde Wunder zu erwarten oder mit unerfüllbaren Hoffnungen zu verbinden. Nur wenn wir uns mit Geduld wappnen, vor allem aber Umsicht und Ausdauer bei der Anwendung von Heilpflanzen aufbringen, können diese zu unverzichtbaren Begleitern im Alltag werden, vielfältige Hilfen anbieten und häufig schweren Erkrankungen rechtzeitig vorbeugen.

In diesem Sinne wünsche ich allen Leserinnen und Lesern Gesundheit.

Heilpflanzen und ihre Anwendungsgebiete im Überblick

Andorn

Katarrhe der Luftwege, Verdauungsbeschwerden wie Blähungen und Völlegefühl (dyspeptische Beschwerden).

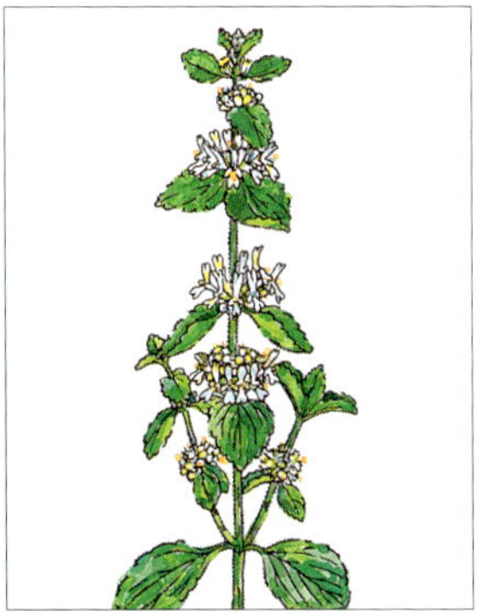

Artischocke

Traditionell angewendet zur Unterstützung der Verdauung, insbesondere bei Schwäche der Fettverdauung, Völlegefühl und zur Anregung des Gallenflusses.
Gegenanzeigen: Allergie gegen Korbblütler. Bei Verschluß der Gallenwege oder vorhandenen Gallensteinen nur nach Rücksprache mit dem Arzt anwenden.

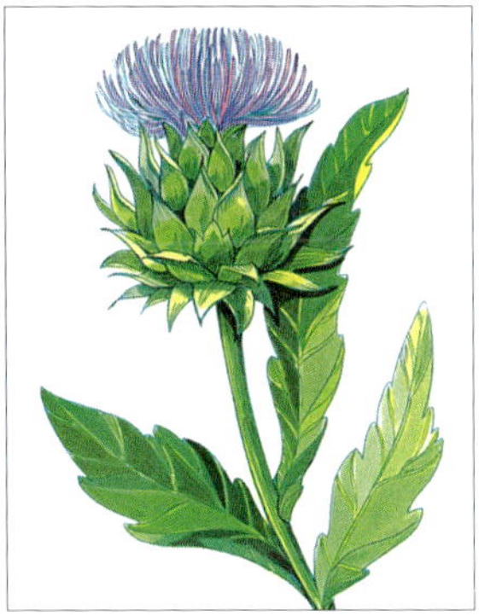

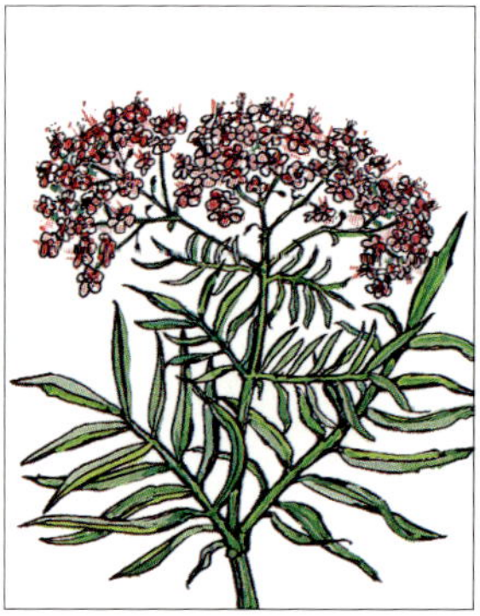

Baldrian

Unruhezustände, nervös bedingte Einschlafstörungen, allgemeine Nervosität.

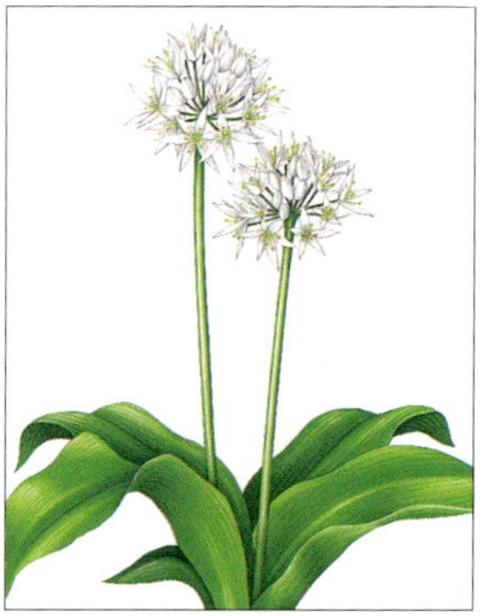

Bärlauch

Wirkt auf das Blutgefäßsystem ein und fördert die allgemeine Durchblutung, regt die Magen- und Darmdrüsensekretion an.

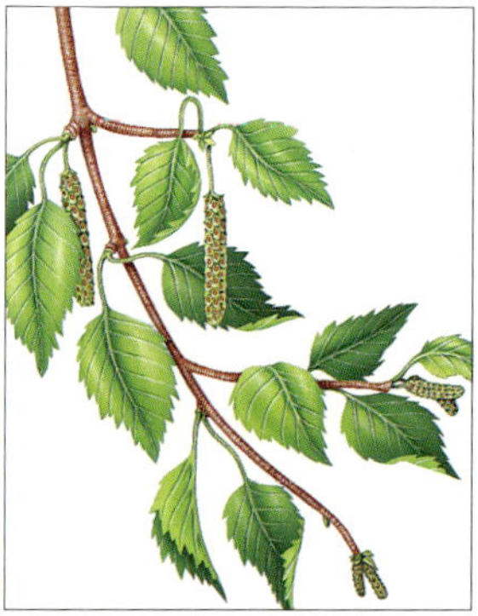

Birke

Begleitende Behandlung rheumatischer Beschwerden, Durchspülungstherapie bei leichten Katarrhen der ableitenden Harnwege und bei Nierengrieß.

Bohne

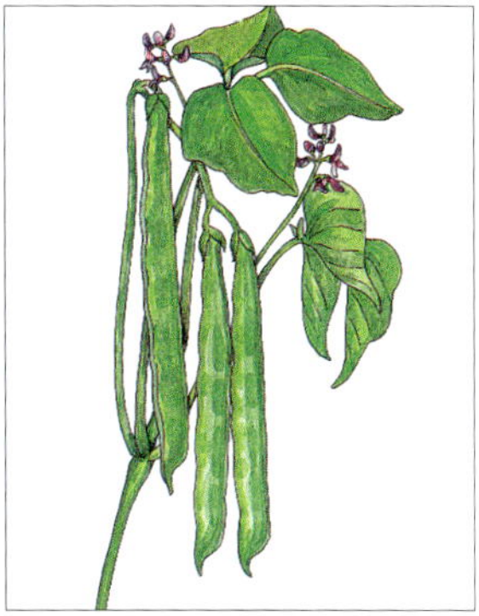

Wirkt entwässernd bei funktionellen Herz- und Kreislaufbeschwerden, zur Anregung der Nierentätigkeit und Entlastung des Kreislaufs.

Brennessel

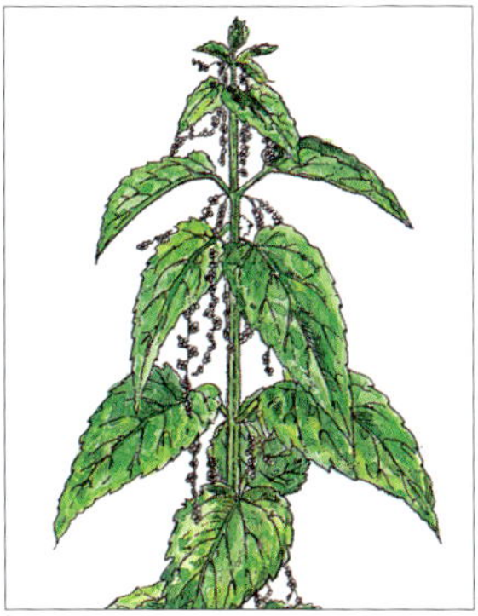

Durchspülungstherapie von Nieren und Blase sowie zur Vorbeugung und Behandlung von Nierengrieß, unterstützende Therapie rheumatischer Beschwerden und traditionell angezeigt zur Unterstützung der Ausscheidung bei Schlankheitskuren nach Ernährungsfehlern.

Brunnenkresse

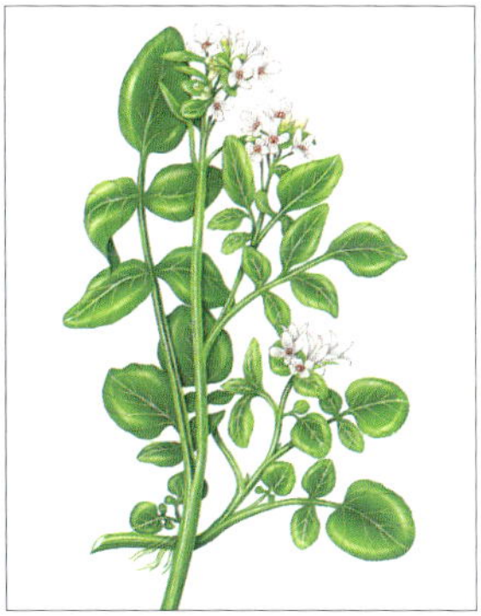

Katarrh der Luftwege, traditionell angewendet bei Frühjahrskuren zur allgemeinen Entschlackung.
Gegenanzeigen: Nicht anwenden bei Magen- und Darmgeschwüren und entzündlichen Nierenerkrankungen. Für Kinder unter 4 Jahren nicht geeignet.
Nebenwirkungen: In seltenen Fällen können Magen-Darm-Beschwerden auftreten.

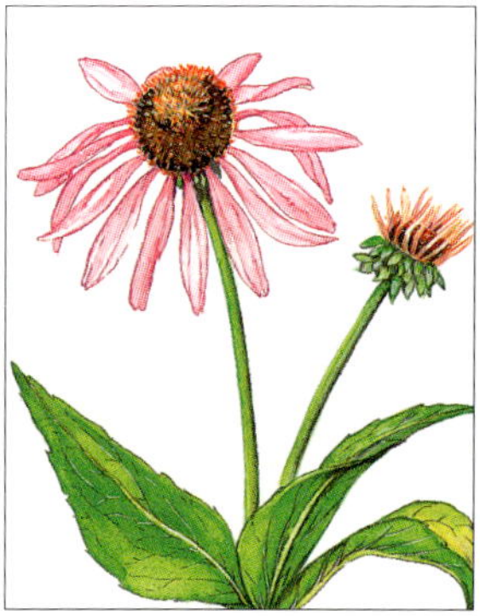

Echinacea

Siehe »Sonnenhut«.

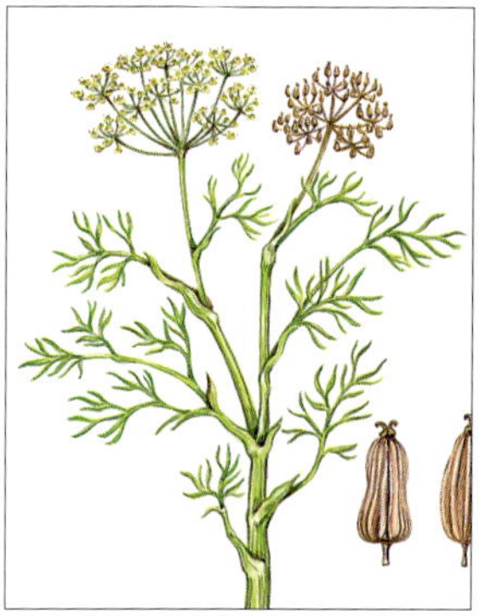

Fenchel

Wirkt beruhigend auf die Verdauungsorgane bei Blähungen, Magen- und Darmverstimmungen, bei Erkältungen auswurffördernd und schleimlösend.

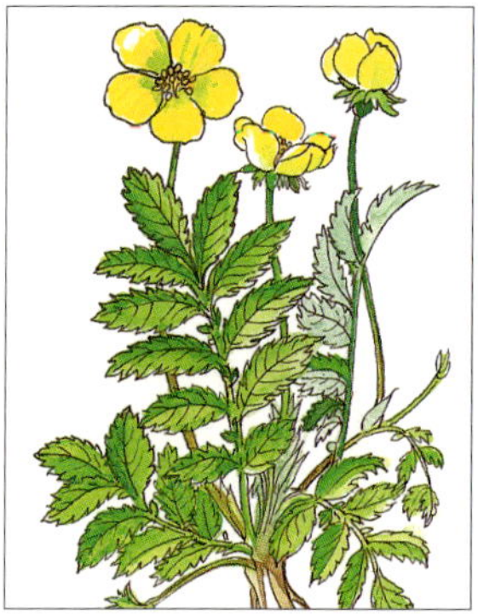

Gänsefingerkraut

Leichte Regelbeschwerden und akute Durchfallerkrankungen.
Nebenwirkungen: Beschwerden bei Reizmagen können verstärkt werden.

Hafer

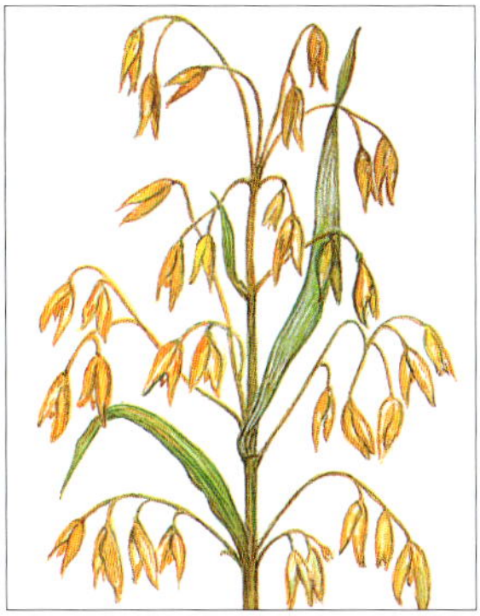

Natürliches Aufbau- und Kräftigungsmittel, bei nervösen Erschöpfungszuständen.

Johanniskraut

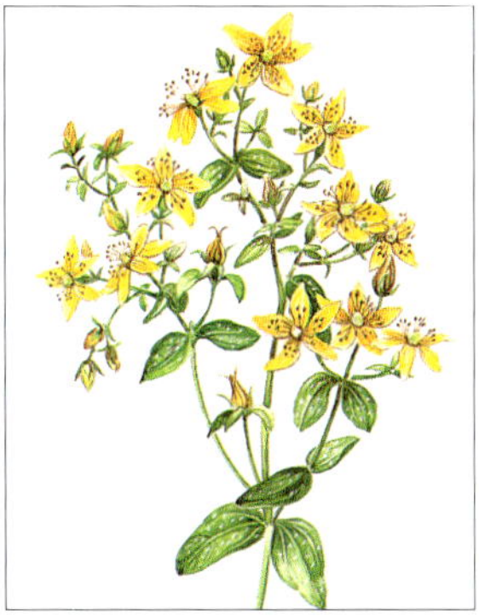

Natürliches Nervenaufbaumittel bei nervösen Erschöpfungszuständen, bei Nervosität und nicht organisch bedingten Nervenschmerzen.
Nebenwirkungen: Eventuelle Erhöhung der Lichtempfindlichkeit, insbesondere bei hellhäutigen Menschen.

Kamille

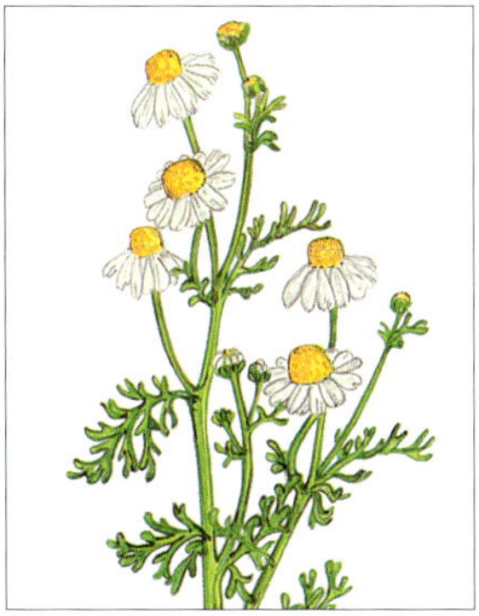

Magenbeschwerden nervöser Art, bei Krämpfen im Verdauungstrakt, bei Entzündungen der Magen- und Darmschleimhäute ohne organische Ursache.

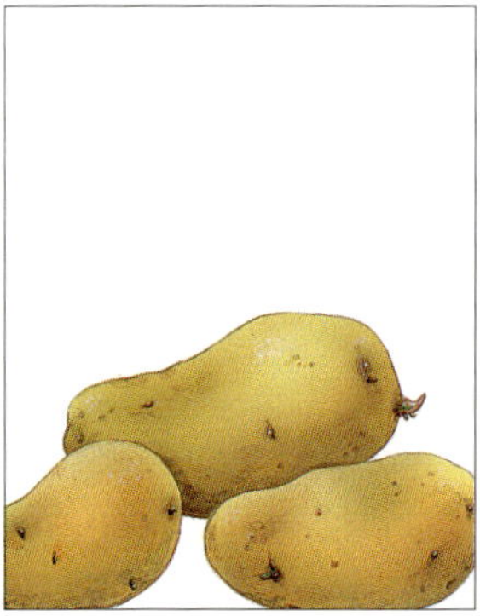

Kartoffel

Bei Sodbrennen und Übersäuerung des Magens.

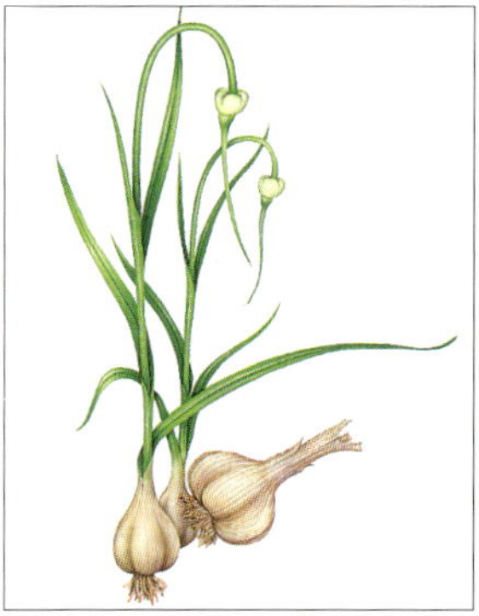

Knoblauch

Zur Vorbeugung altersbedingter Gefäßerkrankungen, allgemeine Arteriosklerose, zur Unterstützung diätetischer Maßnahmen bei erhöhten Blutfettwerten.
Nebenwirkungen: Selten Magen-Darm-Beschwerden und allergische Reaktionen.

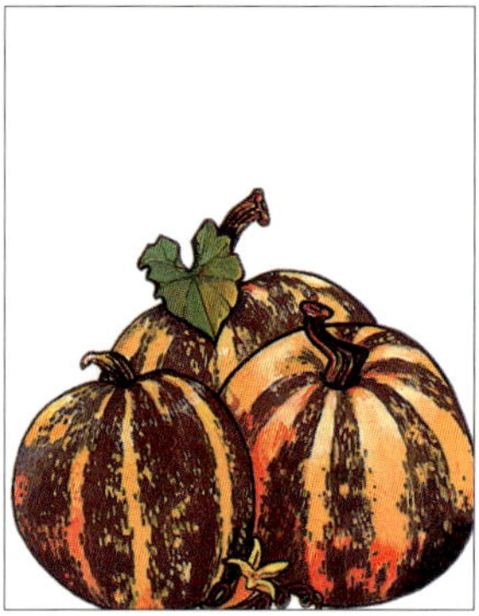

Kürbis

Wirkt anregend auf das Nieren- und Harnsystem, ausschwemmend, entwässernd, erleichtert die Harnabsonderung.

Löwenzahn

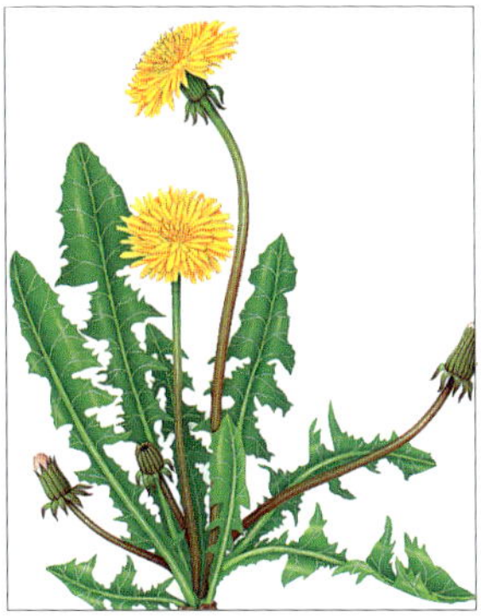

Störung des Gallenflusses, zur Anregung der Harnausscheidung, bei Verdauungsstörungen.
Gegenanzeigen: Nicht anwenden bei Verschluß der Gallenwege, Darmverschluß und eitriger Gallenblase.
Nebenwirkungen: Magenbeschwerden, die durch überschüssige Magensäure bedingt sind, können verstärkt werden.

Manna-Feigen-Sirup

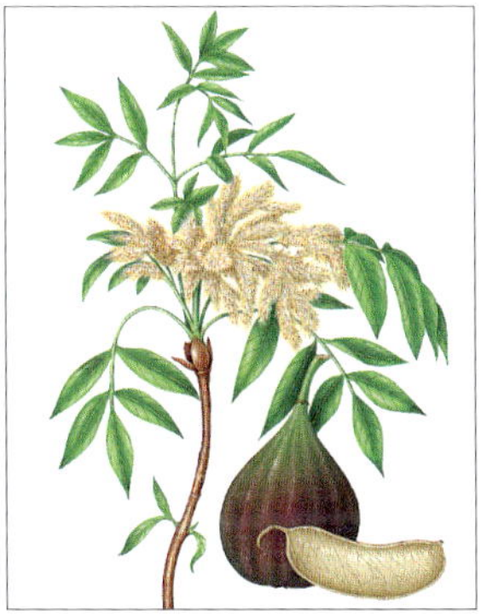

Mildes Abführmittel zur Anregung der Darmtätigkeit bei Darmträgheit und Verstopfung.
Gegenanzeigen: Abführmittel dürfen bei Darmverschluß nicht eingenommen werden.
Nebenwirkungen: Bei empfindlichen Personen können Übelkeit und Blähungen auftreten.

Melisse

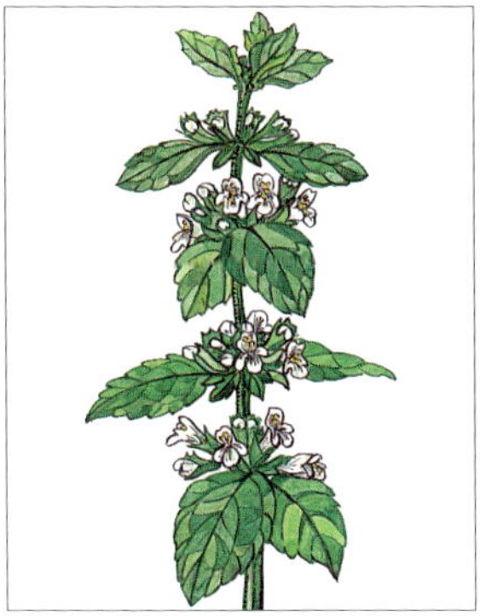

Nervös bedingte Einschlafstörungen, funktionelle Magen-Darm-Beschwerden und Blähungen.

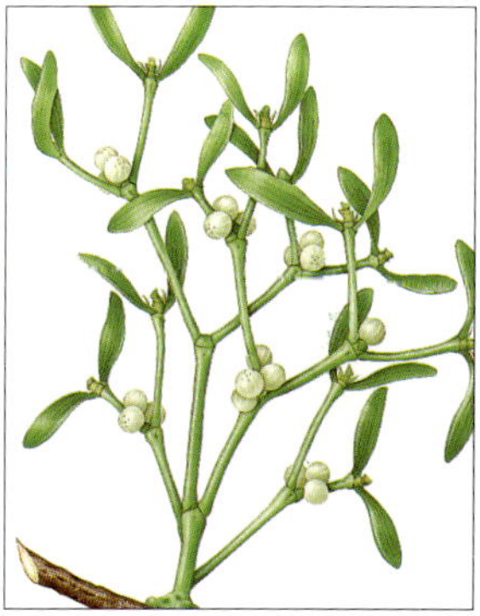

Mistel

Wirkt lindernd bei durch Arteriosklerose bedingten Beschwerden.

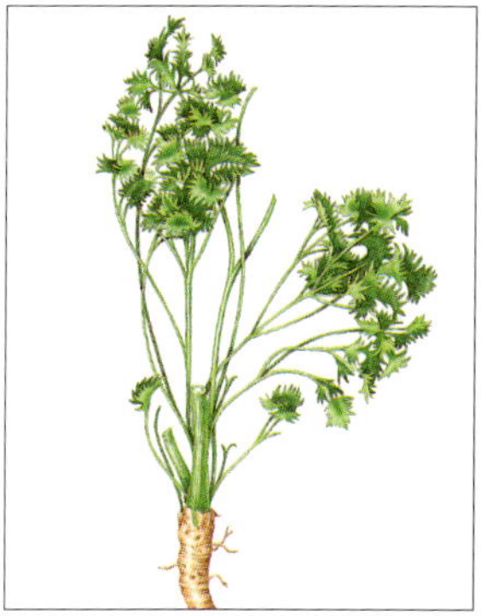

Petersilie

Zur Durchspülung bei leichten Katarrhen der ableitenden Harnwege. Durchspülungstherapie zur Vorbeugung und Behandlung von Nierengrieß. *Gegenanzeigen:* Nicht anwenden bei Schwangerschaft und entzündlichen Nierenerkrankungen.
Nebenwirkungen: In seltenen Fällen Allergien und Erhöhung der Lichtempfindlichkeit.

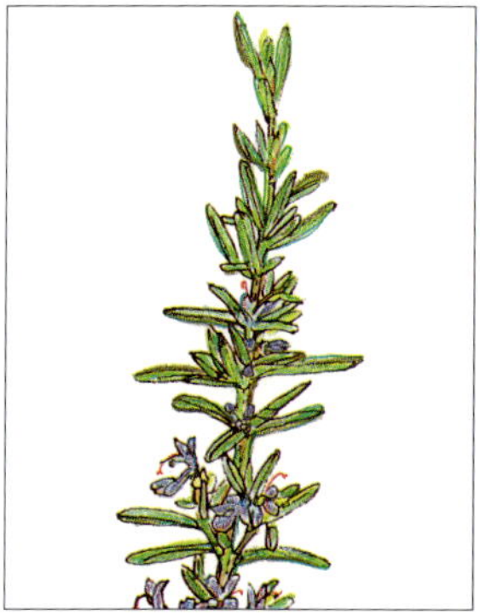

Rosmarin

Natürliches Anregungsmittel für den Kreislauf, bei Ermüdbarkeit, Abgespanntheit und Erschöpfung.

Salbei

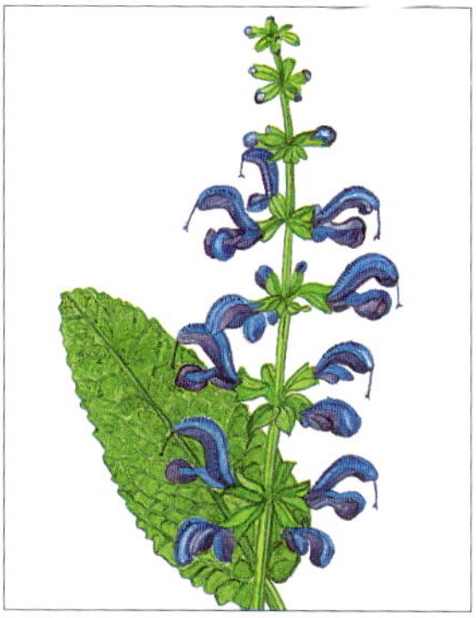

Innerlich bei übermäßiger Schweißabsonderung, Nachtschweiß. Äußerlich bei Entzündungen der Mund- und Rachenschleimhaut.

Schafgarbe

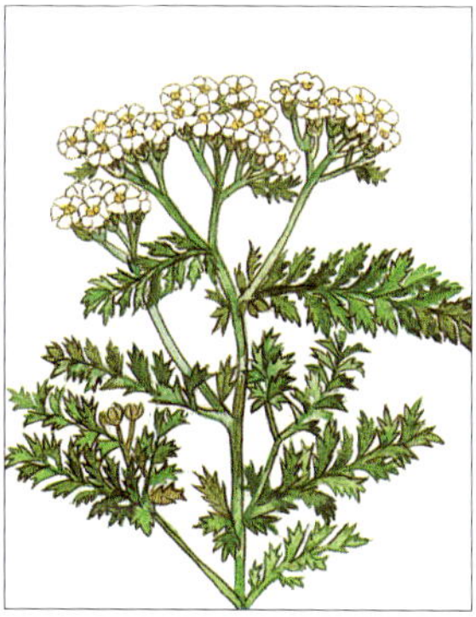

Dyspeptische Beschwerden wie leichte krampfartige Schmerzen im Magen-Darm-Bereich, bei Appetitlosigkeit und Frauenbeschwerden.
Gegenanzeigen: Allergien gegen Korbblütler.

Schwarzrettich

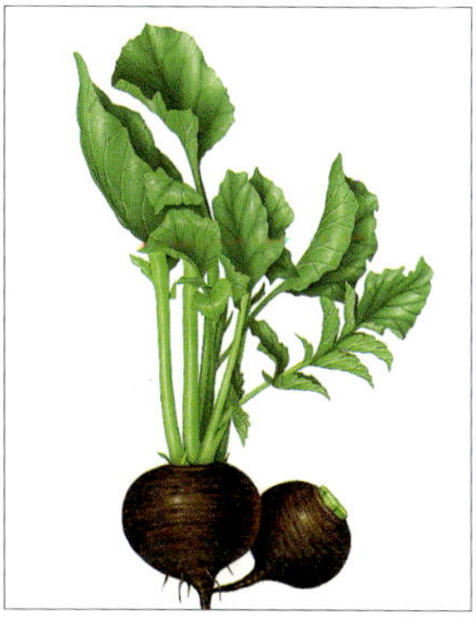

Bei Verdauungsbeschwerden, besonders infolge von Leberfunktionsstörungen wie Behinderungen des Gallenflusses, Katarrhe der oberen Luftwege.
Gegenanzeigen: Bei Gallensteinen nur nach Rücksprache mit dem Arzt anwenden.

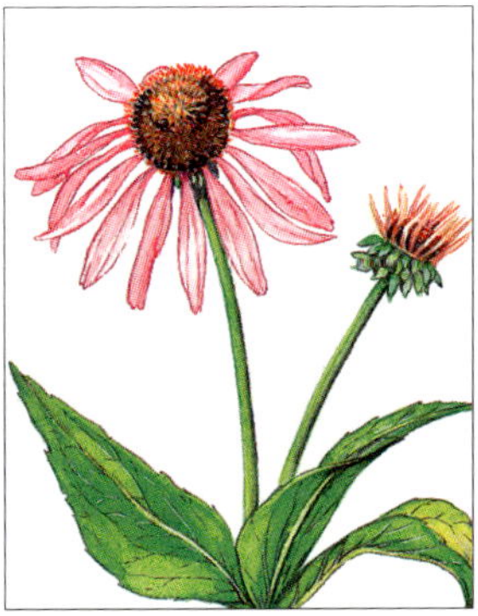

Sonnenhut

Unterstützende Behandlung wiederkehrender Infekte im Bereich der Atemwege und der ableitenden Harnwege.
Gegenanzeigen: Nicht anzuwenden bei fortschreitenden Systemerkrankungen wie Tuberkulose, Leukämie, rheumatischem Fieber, multiple Sklerose (organ. Nervenleiden).

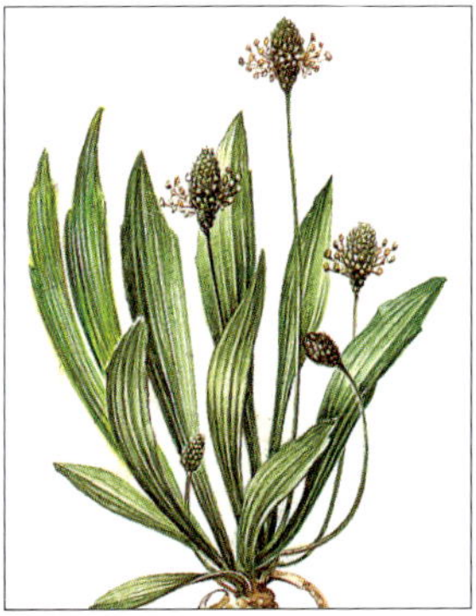

Spitzwegerich

Katarrhe der Luftwege, entzündliche Veränderungen der Mund- und Rachenschleimhaut.

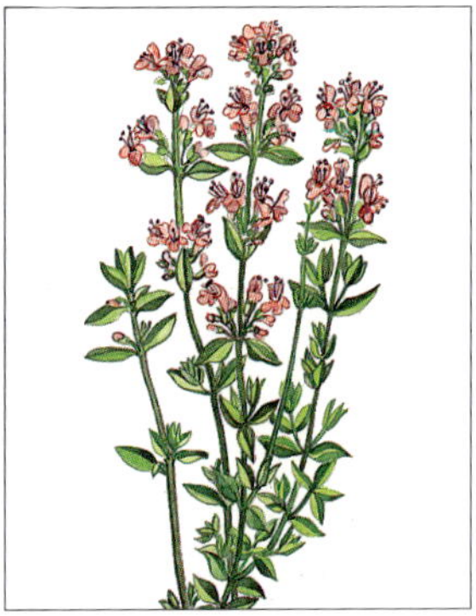

Thymian

Bei katarrhischen Erkrankungen der oberen Luftwege, bei Symptomen der Bronchitis und des Keuchhustens.

Weißdorn

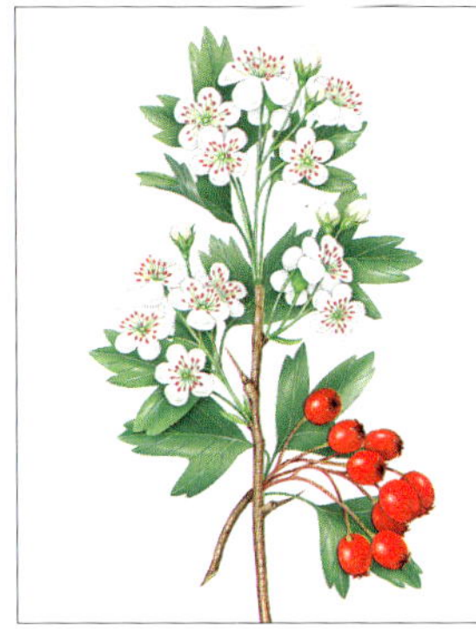

Zur Erhaltung der Leistungsfähigkeit des Herzens, bei leichten nervösen Störungen der Herztätigkeit, zur Kräftigung des noch nicht digitalisbedürftigen Herzens, dem sogenannten »Altersherz«.

Weißkohl

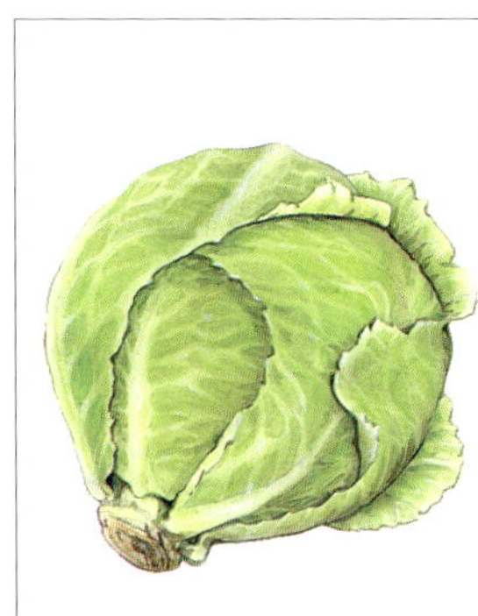

Bei Reizzuständen des Magens und des Dünn- und Dickdarms.

Wermut

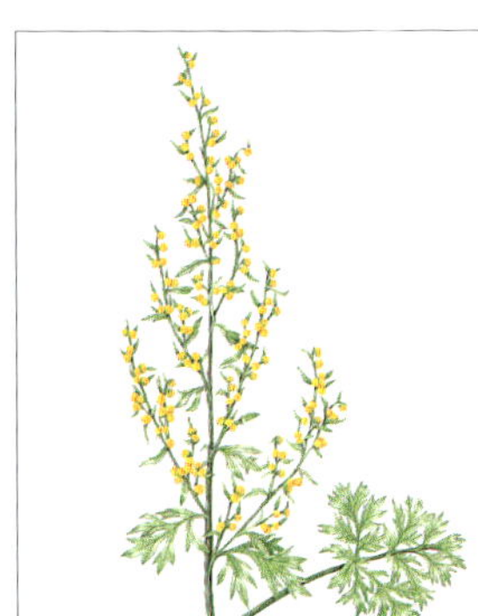

Appetitlosigkeit, bei Mangel an Magensäure und bei Verdauungsbeschwerden.

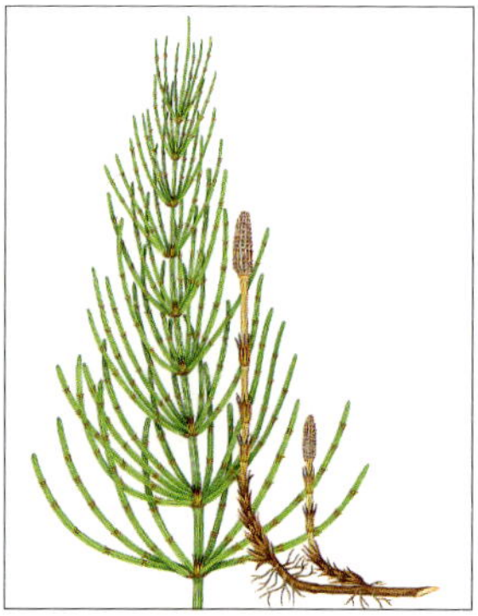

Zinnkraut

Zur Durchspülung der ableitenden Harnwege, auch bei Nierengrieß, Wasseransammlungen (Ödeme) im Gewebe, nach Verletzungen oder Belastungen durch Stehen.

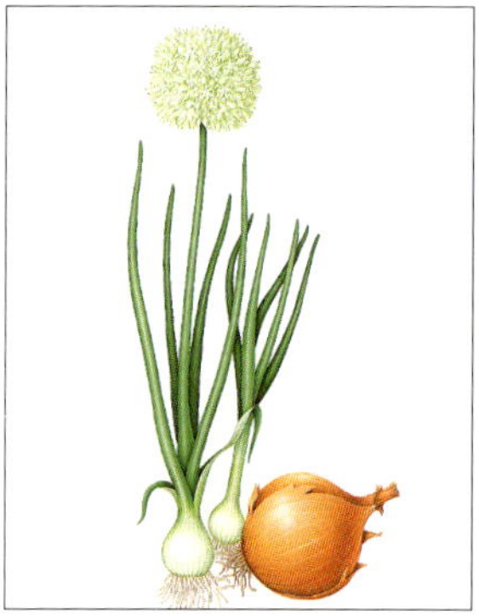

Zwiebel

Zur Vorbeugung altersbedingter Gefäßveränderungen, bei Appetitlosigkeit.

Kapitel 17

Gemüsesäfte und andere Getränke

Fastentrank

Gemüsesaft aus erntefrischen Möhren und Tomaten, ideal für Fastentage und als leckeres Fastengetränk für alle Diäten.

Holundersaft

Muttersaft aus frischen, vollreifen Holunderbeeren.

Möhrensaft

Mit dem Mark frischer Möhren, natürlichem beta-Carotin (Pro-Vitamin-A), besonders wertvoll für die beta-Carotin-Versorgung.

Rote-Bete-Saft

Unvergoren, aus frischen roten Rüben gewonnen.

Sauerkrautsaft

Preßsaft aus milchsauer vergorenem Weißkohl in angenehm trinkbarer Form mit natürlicher Milchsäure des Sauerkrautes.

Tomatensaft

Enthält den Saft aus dem Fruchtfleisch vollreifer Tomaten.

Literatur- und Quellenhinweise

Dr. Ferdinand Müller
Das große illustrierte Kräuterbuch
Ebnersche Buchhandlung, Ulm, 1874

Dr. Renate Zeltner, Renzo Corcos
Die besseren Pillen, Band 2
Mosaik Verlag, München, 1987

Margaret Minker, Renate Scholz
Naturheilweisen
Mosaik Verlag, München, 1985

Gerhard Leibold
Das moderne Hausbuch der Naturheilkunde
Falken Verlag, Niedernhausen, 1988

Der große Familienratgeber der Gesundheit
Nauman & Göbel Verlag, Köln, 1986

Ingeborg Münzing-Ruef
So heilt die Natur
Heyne Verlag, München, 1983

Dr. Marcela Ullmann
Hausapotheke: Heilpflanzen
Knaur Verlag, München, 1988

Peter Konopka
Sporternährung
BLV Verlag, München, 1985

Peter und Susanna Schmidsberger
Pflanzen heilen besser als Chemie
Knaur Verlag, München, 1993

Dr. Ludwig Wegener
Lebenskraft durch Pflanzensaft
Verlag Volksgesundheit, Zürich

Ärztezeitschrift für Naturheilverfahren
Heft Oktober 1991
Medizinisch literarische Verlagsgesellschaft Uelzen

Maria E. Lange-Ernst
Heilfasten = gesund + schlank
Humboldt Taschenbuchverlag, München, 1981

Was müde Menschen mobil und munter macht
Mosaik Verlag, München, 1991

Bluthochdruck – Kampf dem leisen Killer
Goldmann Verlag, München, 1987

Schlafen können
Goldmann Verlag, München, 1988

Das Geheimnis unserer Energie
LebensBaum Verlag, Bielefeld, 1994

Essen mit Lust auf Gesundheit
Peter Erd Verlag, München, 1994

Beta-Carotin – Der Schutznährstoff ...
LAG – Lust auf Gesundheit e.V. Verlag, München, 1995

Bildnachweis, Illustrationen

Seite